日本介护概览

主编　唐传军　张鸿鹏

副主编　宗晓琴

中国科学技术出版社

·北 京·

图书在版编目（CIP）数据

日本介护概览 / 唐传军, 张鸿鹏主编. — 北京: 中国科学技术出版社, 2024.10
ISBN 978-7-5236-0606-3

Ⅰ. ①日… Ⅱ. ①唐… ②张… Ⅲ. ①老年人—护理—社会服务—概况—日本
Ⅳ. ① R473 ② D731.386

中国国家版本馆 CIP 数据核字 (2024) 第 071047 号

策划编辑	靳　婷　延　锦
责任编辑	靳　婷
文字编辑	张凤娇
装帧设计	佳木水轩
责任印制	徐　飞

出　　版	中国科学技术出版社
发　　行	中国科学技术出版社有限公司
地　　址	北京市海淀区中关村南大街 16 号
邮　　编	100081
发行电话	010-62173865
传　　真	010-62179148
网　　址	http://www.cspbooks.com.cn

开　　本	710mm ×1000mm　1/16
字　　数	190 千字
印　　张	10.25
版　　次	2024 年 10 月第 1 版
印　　次	2024 年 10 月第 1 次印刷
印　　刷	北京顶佳世纪印刷有限公司
书　　号	ISBN 978-7-5236-0606-3/ R·3231
定　　价	48.00 元

主编简介

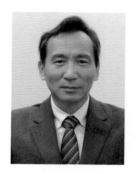

唐传军

日本山口大学硕士研究生，日本东亚介护产业国际联合会理事长，山东省医养健康产业协会国际交流委员会副主任委员，信阳师范大学外国语学院客座教授等。曾发表《浅议日本"介护"一词翻译》等文章，及十余篇日文、英文科技译文等。

主编简介

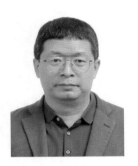

张鸿鹏

现任职于广东石油化工学院外国语学院。出版学术专著 5 部，其中独著 2 部，共著 3 部，在日本权威学术期刊上发表学术论文 16 篇；主持国家社会科学基金一般项目 1 项，完成中国社会科学院近代史研究所日本《战史丛书》翻译项目 1 项，完成河南省社科联调研课题 1 项。

副主编简介

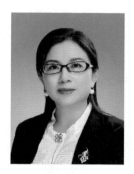

宗晓琴

重庆中医药学院教务处处长，副研究员。公共卫生硕士（MPH），副研究员，从事专业：预防医学、医学教育管理。本科毕业于重庆医科大学预防医学系预防医学专业，硕士毕业于中国医科大学公共卫生专业，现任中华医学会医学教育分会教育改革学组成员，重庆市高等教育学会理事，曾主持和主研省部级课题10余项，发表论文10余篇，获得重庆市高等教育教学成果特等奖、一等奖、二等奖和三等奖各1项，参编和编译教材4部。

内容提要

　　本书较为全面、详细、客观地介绍了日本养老介护的基本概况，内容包括日本养老介护的理念、介护保险制度及财源构成、投保人条件、享受保险服务申请及评定资格、适合养老保险制度下的养老院分类及特点，以及实施介护服务现场中沟通交流所倡导的"Biestek 七原则""马斯洛 5 个需求层次理论""SOLER"的服务内容及意义，同时还阐述了日本普通及智能养老器具的特点、日本医养结合的现状、认知障碍的划分及虐待的界定等。国内养老行业从业人员可以通过本书了解日本养老行业中的相关经验教训，开拓养老模式新思路，并结合我国国情去粗取精，摸索出适合我国养老行业的新模式。本书适合老年管理专业的师生、养老行业的科研人员及行政管理人员、养老院员工与关注养老介护的普通家庭阅读参考。

　　贺：唐传军先生新作出版。

　　期待《日本介护概览》的出版能为中国养老事业和产业发展的模式探索提供有益的借鉴。

山东省医养健康产业协会常务副会长兼秘书长　　徐洪玉

序

近年来，我国政府推出了多项养老事业相关政策。在此背景下，各地相关机构及企业加大了养老行业投资，我国与具备先进养老理念和介护技术国家的交流也日渐增多。其中，中日养老介护行业的各类论坛及借鉴日本介护技术的国际交流活动如雨后春笋般在各地举办，加之各种刊物的出版，使国内养老行业的发展呈现出方兴未艾的景象。

本书的出版可为国内蓬勃发展的养老行业带来国际视野下的介护新理念和介护专业技术相关信息。翻阅此书，令人耳目一新、脑洞大开。比如，在国际介护理念中，照顾老年人的日常生活不是唯一的目的，而是面向老年人的生活自立，积极发掘、提高其潜在的身体功能，使其回归社会自立并过上有尊严的高质量老年生活。同时，主张养老之福不是事事包办或让老年人享受过度"被伺候"的生活，避免老年人身心功能的"失用"。

本书还诠释了如何培训养老院员工的介护理念及专业技术，如何从我做起，更加敬业地做好自己的本职工作，提高介护技术，让老年人也有一个幸福的晚年生活；如何区别不同类型、不同症状认知障碍的老年人，并据此因人而异，采取针对性的个性化介护服务，让老年人更有尊严地生活；如何让介护员工真正认识到介护生活的主人公是介护对象，而介护员工只是帮助介护对象实现高质量的养老生活。

本书著者唐传军先生自1988年起一直从事中日交流工作，曾参与过许多中日间各级经济、文化、科技合作项目，现侨居日本。自国内推出众多助力养老事业发展的政策以来，他多次向我表达了将日本养老介护的经验引入国内的愿望，并经过多年认真钻研日本养老介护专业及研究日本养老制度，决意发挥其过去多年的国际交流经验，积极推动中日养老行业的国际交流事业。自2018年以来，唐先生多次策划、实施了中日养老高峰论坛，组织了多批日本专家访华，向国内从业人员介绍了日本的养老体制及概况。此外，他还多次应邀回国出席各种养老论坛，并就日本养老现状进行了分类讲演，为国内相关养老机构开展了多次日式养老介护技术培术培训。2020年初，他第一时间为国内两个省的三大养老机构捐献了大量口罩及当时日本最新型的消毒液。近年来，他一直关心国内养老事业，国内业界对其所做的工作给予了一致好评。

在不能如期实施预定交流期间（2020—2023年），唐先生仍组织日本专家以线上形式开展网上授课及介护技能培训，在国内电子刊物上发表关于日本养老动向的文章。此次以图书形式与读者进行养老交流，诚意可嘉。

在此，期待本书能为机关企事业、专业院校及科研单位了解国际介护开阔视野、打开新思路，为我国养老事业的发展与完善提供良好的借鉴作用。

山东第一医科大学附属颈肩腰腿痛医院院长　刘春山

前　言

古人云："枯木逢春犹再发，人无两度再少年。"随着我国社会福利制度（特别是养老新政）的完善和科技的进步，发展养老事业，提高养老服务质量显得尤为重要。

近年来，我所在的东亚介护产业国际联合会每年都会策划并组织日本的中日养老行业专家、学者、养老集团经营者、养老一线介护技术人员来中国，举办技术交流、培训、考察养老院等活动，并取得了实质性效果。同时，还在日本参与了来自中国的各界养老考察、培训活动。在交流互动中，关心养老事业的同道对日本养老制度、养老模式、服务技术等表现出极大的兴趣和求知欲。

对此，我本想借助 2020 年应邀回国交流的机会与大家交流上述话题。然而由于种种原因，养老行业的国际交流与合作项目被迫中断，令人遗憾不已。为感谢来自国内各地邀请交流之盛情，满足国内同道对上述话题的咨询需求，我编写了这部《日本介护概览》，以飨读者。

本书展示了日本养老行业的基本概况，如能对国内养老事业起到一定推动作用，我将备感慰藉。

在本书编纂过程中，承蒙东亚介护产业国际联合会在日本的成员单位及专家、日本国家介护福祉士刘玉红女士、山东第一医科大学附属颈肩腰腿痛医院刘春山院长、山东省立第三医院质管部主任王秀丽女士、山东省立第三医院康复护理院办公室副主任王元玲女士等的热忱指导及大力协助，使本书得以完善，在此谨致谢忱。

限于篇幅，书中所述仅为基本概述，无法在专业上展开更为详细的介绍，希望能起到抛砖引玉的作用。如读者欲进一步探讨更广泛或较深入的问题，可来函探讨。书中不足之处，尚祈专家及读者不吝指教。我将陆续推出日本养老专题著作，期待各界予以支持。

唐传军

目　录

第1章 日本介护的概念

一、"介护"的来历及构成

在日本，围绕"介护"一词的由来，曾有过不同见解。

1. "介护"一词最早出现在 1892 年（处于颁布征兵令、全民皆兵的时代）出台的陆军伤残军人抚恤金政令"明治 25 年の陸軍省陸達第 96 号第一条第 1 号「不具モシクハ廃疾トナリ常二介護ヲ要スルモノハ……」"文中。

2. 在 20 世纪 60 年代初，普遍的说法是将"介护"作为一个组合词理解，据说该词组是在"介助"与"看护"两个词中各取一个字，从而组合成"介护"。在历史词典中并没有关于"介护"一词的记载。当代"介护"的出现与 1963 年制定的老年人福祉法有关。

3. 到了 1978 年，在专业照护教育中，出现了"介护"一词，但在当时的字典中依然查不到这个词。

4. 曾经流行的另一种说法是，"介护"一词由日本关东地区（包括东京在内的地区）的某介护用品厂家的社长出于使提供服务方与接收方增加理解的目的，在"介助"与"看护"两个词中各取一个字组合而成。这与上述第 2 种说法相同，但 20 世纪 60 年代因当时媒体欠发达，并没有被众人所知，后来介护用品社长的解释通过现代媒体手段得到了传播。

二、介护与护理

在日本医疗护理界，曾有一种观点认为，医护本身就包括了"介护"内容，只用一个"护理"就完全可以取代。的确，照顾患者的餐饮、洗浴、如厕这三大"介护"工作均已包括在医院的医疗护理工作之内。但对于没必要住院且需要介护的居家介护对象，医院护士的"介护"却鞭长莫及。因此，医护代替不了日常的"介护"。在日本，已经明确将"介护"作为一个专业学科定位，以区别于医疗护理，并已有其完整的、成系列的教育科目及养老行业机构的管理体系。

近些年，随着中日两国养老行业的交流，日语中的汉字"介护"一词开始被中国人关注。"介护"一词是一个日本养老行业中使用频率很高的日语汉字词，它在现代版日本权威词典《广辞苑》中的原文叙述为，"高齢者、病人などを介抱し、日常生活を助けること"，此句话翻译成汉语意思是，"照顾高龄者或患者，帮助他们的日常生活"。这个解释有两层含义：一是指对行动不便的高龄者或患者身体上的日常照顾；二是包括了医护中没有的、对其在家庭日常生活的帮助。两者合一体现了日本养老介护保险制度中通过介护服务，使年老体弱及身心有障碍的介护对象走向自立（无论介护对象生理功能和自理能力强弱，都能在介护员工帮助下，完成自己的选择目标）的理念。

三、介护与介助

在日本，"介护"一词流行之前，在养老院机构常用的是"介助"，它的意思与汉语的"照护""照顾"相近，重点指对自理能力差或没有自理能力的年老体弱者，帮助他们完成饮食、洗浴、移动等具体动作及过程的表述。除了"介助"以外，同时也曾使用过与"介助"词义近似的"介抱"等词汇。

四、介护的新含义

2000 年，日本出台的介护保险法确定了介护保险制度的地位，给"介护"一词赋予了新的含义。在日本介护保险制度中，介护不仅是指对年老体弱者或卧床老年人身体的照护，还包含帮助他们做家务，更含有帮助年老体弱者从身、心两个方面达到自立，回归正常人生活的理念。此理念既符合介护对象的愿望，又增加了他们的信心，从而达到使其主动配合"介护"工作，产生积极主动的心态效果。

另外，介护的服务对象不仅指老年人，还包括了 40 岁以上且已经缴纳了养老介护保险、申请并已经取得介护等级证书，按照相关规定需要介护的人，而"介助"等词汇是不包含的。

五、介护常见的汉语翻译

首先，"介护"一词在国内较权威的日汉相关字典中都没有收录。如辽宁人民出版社于 1979 年 10 月出版的第一版《新日汉词典》及中国商务印书馆于 1987 年 9 月与日本小学馆联合出版的《现代日汉大词典》，均查不到。近年来，在国内已经出版的许多图书及文章中，"介护"多被翻译成"照护"或"护理"，也有不翻译直接引用

"介护"的。目前，在没有权威部门或行业协会等统一规定下，在此探讨"照护""护理""介护"的区别。

1. 照护　中国商务印书馆《现代汉语词典》第 7 版对"照护"的解释是"照料护理伤员、病人等"。由此可知，它并不含《广辞苑》中解释的"照护高龄者或患者，帮助他们的日常生活"两层意思，即不包含伤员、患者之外与医治无关的年老体弱人群的生活照料，所以"照护"不宜翻译为"介护"。另外，仅从对年老体弱者的照料行为过程看，尚无不妥，但它不包含支援年老体弱者及帮助他们做家务，以及使他们回归自立生活的理念。

此外，从我国 20 世纪 50 年代后的养老发展看，在传统的养老院、福利院和敬老院，照顾五保户老年人等的工作者被称为老年护工或养老护理员等。然而，由于历史原因，人们一直认为养老院、敬老院的养老护理员工作就是"保姆"。近年，中国养老事业进入了新模式的发展时期，有文献之所以将"介护"翻译成"照护"来表示老年护工或护理员的工作，也许是为了区别于人们的传统印象，以符合时代发展的职业表述或意愿吧。

2. 护理　这不仅与上述的"照护"一样反映不出"介护"的内涵，更容易让一般读者望文生义地误以为是传统意义上的医疗护理，如不予以说明，而仅在字面上理解，便无法区别医护与介护的工作内容。在我国，提到"护理"一词，几乎所有人都会想到医院的护理，因此，不宜用护理表达养老介护，应慎重区别选用。在日本，"护理"与"介护"虽然都属于"医疗"、卫生、"养老"的大领域，但在国内，一般人看到"介护"二字，往往不会认为是医疗护理，而是照顾老年人，这有别于医疗行业护理，具有其独立性。

3. 介护　关于直接在汉语中原封不动地照搬使用"介护"的理由，笔者曾多次对居住在日本的华人，特别是从事"介护"工作的人群，通过微信及面谈等方式进行了调查，所得到的回答大致有：①无法在日汉词典中找到"介护"相应的汉语词，或者不知应该使用什么汉语词来表示，故只能根据"介护"的工作内容来理解，直接在汉语中用"介护"；②部分被调查者只是想当然地认为，根据中国人对汉字的熟悉程度，对"介护"望文生义便可以理解其内涵。

综上所述，以上三种表达，都没有超出医护养老领域的大范围，各自有其道理。但是，如果将"介护"作为一个新兴的专业进行研究时，需要由养老专业及翻译行业的专业人员共同商榷，找出符合中国国情及养老理念的翻译词汇，以区别或类同于日本介护保险法中对"介护"一词的定义。

笔者还发现，在日本养老介护行业中的一些日文汉字专业术语，如"利用者""相谈员""整容""介护支援专门员"等,在许多文章中,也被不加翻译及解释而直接引用。对此,国内的普通读者在阅读到这些汉字词汇时,虽然都能自然地识读并按汉语意思来猜测这些日本汉字的汉语意思,但也会进一步思考这些词语在养老专业文章中的含义。从养老专业角度解释这些日本汉字词,这些中文和日文中具有相同汉字的词汇,其含义并不相同。所以,如果不解释,读者就无法了解它们在日本养老行业所特指的含义,自然也影响养老研究人员在参考借鉴中取其精华、去其糟粕的目的。

六、将介护定位为外来语直接引用

在此,笔者仅从养老专业及翻译理论角度进行探讨。如果在汉语及养老专业中,找不到能精准反映《广辞苑》中所包含的两层含义及日本介护保险法所描述的理念的汉语词来代替"介护"一词,或许可以考虑暂时将日语"介护"作为外来词汇直接引入使用。笔者期待中国养老相关部门和专家学者根据中国养老理念的定位及符合本国国情的养老体系的发展方向,来确定此行业的新词汇并加以规范,便于理解沟通。

1. **理念认知** 从日本《广辞苑》的解释、日本介护保险制度及理念上看,"介护"翻译成"照护"不能将日语汉字"介护"的内涵及理念完整地表现出来。

2. **规范性** 日本介护保险制度及理念对于尚处于起步不久且还未与国际行业接轨的中国养老发展现状而言,属于一个新的专业范畴(在日本,介护专业课程的设置、学制年限等方面已经具有完整的专业体系),如何在现代汉语中找到恰如其分表达"介护"一词的翻译词汇,这不仅是一个词汇表达问题,而且是一个新兴的、发展性的养老服务体系及理念的完善课题。从这个角度上来讲,使用"介护"一词,既可体现研究国际养老新理念及养老学科的严谨性,也方便读者在阅读和参考日本养老资料时,能充分理解及研究。

3. **翻译视角** 世界各国在各行业的国际交流中,都会遇到一些自己国家原本没有能表达外国新现象的新词汇。从翻译专业来讲,通常可使用音译。例如,早已在中国普遍使用且已理解的阿司匹林、沙发、白兰地、芭蕾、可乐、迪斯科、啤酒、咖啡、巧克力、罗曼蒂克、歇斯底里、吉普、模特等。其中不乏将音译与汉语表示吉祥的字词融合的经典翻译,如百事可乐等。但这些词在引入之初,不加以解释或人们对实物不具备认知,就不会知道其内涵。对于拥有 6000 多年汉字历史的中国来讲,"介护"这一外来语有着可"望文生义"的天然优势,再加上具体解释,很容易得到读者的认可。

4. **汉字文化融合**　一般中国读者看到"介护"一词，虽然不知其专业深意，但因为是汉字的表达，可以将"介护"拆解为"介"（介入）和"护"（护理），从而使人联想到进行护理及照护等含义。"介护"除了有养老理念的内涵外，本身就包含"照护"的意思。日语汉字"介护"对身在汉字发源地的中国读者来讲，应该有一种汉字漂泊回归的"反输入"之感，易于被接受。

5. **相关示例**　日语中也有不少将原本在日语中找不到的、来自外国的新词及新理念直接音译并作为外来语使用的例子。例如，英语中"normalization"一词的直译是"正常化"或"标准化"，但该词在养老行业表达具有特指含义，即"介护的理念应该是让不能自理的、身心残障者能够像身心无障碍、能够自理的正常人一样过上自立的、正常人的生活"，这是一种国际上共识的养老理念。由于日本养老行业在初次接触这种理念时，未能找到恰如其分表达该养老含义的词汇，日本养老体系中也没有这个理念，所以就直接音译过来，在教科书中加以注释，以此作为养老专业课程的一部分进行教育普及，现在该词已经在日本养老行业及民众中形成了普遍共识。

综上所述，笔者认为，在中国养老行业暂时没有找到与日语汉字"介护"一词对应的汉语词汇的情况下，可暂将"介护"作为外来语直接引入。在国内没有权威机构对日本"介护"一词进行严格和权威定义之前，引入介护这门具有国际性、发展性的新学科，需要给广大养老学科研究学者及翻译界留有一个商榷、研究的空间，也更能体现我们对待新兴学科的慎重和严谨。

七、介护与照护的区别使用

近年来，国内有些资料已经使用了"照护"一词，对于如何区别使用"介护"与"照护"，笔者认为有以下三点。

1. 在养老院现场涉及对老弱病残者只进行单纯的身心照料、具体技术动作描述，而并不涉及养老理念内涵时，可使用"照护"一词，相当于日语中现在使用的"介助"（仅指对失能、失智及不能自理老年人直接提供行为上的帮助，如帮老年人喂饭、洗澡、搀扶走路等）一词，这既符合日语词典《广辞苑》中"照顾"的含义，也与《新华字典》对"照护"一词的解释相同，并无矛盾。在日本养老行业，也使用"介助"和"介护"分别表达不同内涵。

2. 在展现政策、学术情况，日本养老行业性叙述或讲述日本养老概况，以及介绍养老介护理念时，使用"介护"可全面涵盖其理念及对老年人帮助的过程。

3. 将"介护"一词作为外来语直接引用。

因此，本书之后再出现"介护"一词时，除特殊情况外，将不再用双引号，以便于读者进一步理解本书对日本养老概况的理解，以及检验"介护"这一外来语的试行效果。另外，在书中不同段落中使用"照护"或"介护"时，并非混淆，可结合上下文予以理解。对此，读者若有不同见解，欢迎提出异议，笔者期待从中受益。

八、护理与介护的定义

以下定义基于专修地点、专业、服务场所、服务对象、词汇表达五个因素。

护理：是指在医疗护理院校(专修地点)专修医疗护理知识(专业)，在各类医院、诊所等医疗机构（服务场所），对患者（服务对象）的护理服务（词汇表达）。

介护：是指在介护院校（专修地点）专修介护知识（专业），在各类养老院及居家场所（服务场所），对无须持续性医疗的老弱病残者（服务对象）的介护服务（词汇表达）。

第 2 章　日本介护保险制度

一、日本介护保险制度的诞生过程

（一）介护保险制度的产生背景

介护保险制度是由政府主导、全社会协调的保障体系，其诞生背景阐述如下。

1. 人口老龄化及少子化　根据日本总务省公布的人口统计（表 2-1），截至 2014 年 10 月，65 岁以上老年人比例约占 26%，其高龄化居世界最高水准，其主要原因：一是人均寿命比 1945 年延长了 20 岁；二是人口出生率降低至 1.24%。日本号称长寿国家，随着老年人口数量的增加，介护的需求更是水涨船高。根据 1996 年日本厚生劳动省提供的需要介护的老年人数据表明（表 2-2），65—75 岁

表 2-1　2014 年日本人口与各年龄段人口的比例

要　项	年　龄			
	总　计	0—14 岁	15—64 岁	65 岁以上 （75 岁以上）
人口（千人）	12 708.3	1623.3	7785.0	3300.0（1591.7）
比例（%）		12.8	61.2	26.0（12.5）

数据引自 2015 年日本总务省的人口统计

表 2-2　1996 年各年龄段需要介护的比例（%）

分　类	年　龄				
	65—69 岁	70—74 岁	75—79 岁	80—84 岁	85 岁以上
卧床 + 认知障碍	1.5	3	5.5	10	20.5
认知障碍	0	0.5	1	1.5	3.5

数据引自 1996 年日本厚生劳动省《厚生白皮书》

老年人占 5.0%，85 岁以上老年人占 20.5%。

2. **家庭内介护困难** 自古以来，老年人的介助都由家庭承担，但当今社会却难以维持，其主要原因有 2 个：①家有长期卧床难以自理的老年人达 3 年以上者约占 47.3%，家属对今后何时被"解放"看不到希望；②日本家庭成员平均人数降至 2.5 人，1986 年含 65 岁以上老年人在内的三世同堂家庭占比接近 50%，2014 年老年人独居率接近 60%。

3. **社会养老的依赖性增大** 综上所述，家庭承担老年人介护已近极限，老年人介护依赖社会的需求更为强烈。20 世纪 90 年代末，由全社会承担老年人介护的"介护社会化"呼吁日趋高涨。

（二）介护保险制度形成及保险法成立的过程

介护保险法是基于对应少子化、高龄化的居家养老需求提出。1989 年，提交介护对策讨论会报告书；1990 年，日本通过修订过去与介护福祉相关的福祉八法；1997 年，国会通过了介护保险法；2000 年，介护保险法正式实施（图 2-1）。

日本的介护保险制度及保险法经历了提出讨论和与其他已通过类似法案的调整过程，用了整整 10 年时间，终于在 2000 年得以实施。而期间日本的老龄化已从 1990 年的 12% 增加到 2000 年的 17.3%。

（三）介护保险制度的理念

(1) 维护老年人的尊严，即无论身心是否有残障或年龄高低，作为一个人的存在，理应受到尊重，保障其基本人权。

(2) 要控制介护等级严重化，重视预防。

(3) 加强医养的密切结合。

(4) 尊重介护对象，可自由选择符合自己需求的介护服务项目。

(5) 鼓励民营力量以营利或非营利形式，参与提供介护服务设施。

(6) 重视日常生活自立的居家养老。"自立"是指在本人可能的范围内，按照其自己意愿选择生活方式，尊重本人决定。

(7) 由政府、企业、老百姓共同负担介护保险财源。

在以上理念中，尤其以维护老年人的尊严、帮助老年人自立、全社会协调分担养老事业最为重要。

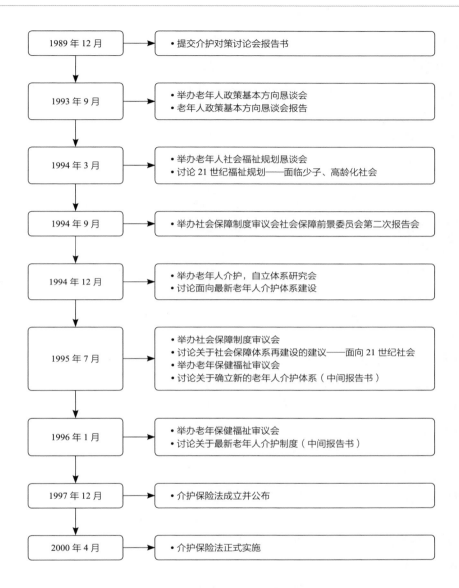

▲ 图 2-1 介护保险制度形成及保险法成立的过程
改编自《社会与制度之基础》

（四）介护保险制度的目的及保险法的意义

1997 年公布，2000 年生效的日本介护保险法为介护保险制度提供了法律依据，强化了对养老经营的约束，旨在确保介护服务及生命质量，减少家庭介助的负担。介护保险制度的目的包括以下 5 个方面。

1. 全社会支撑介护体系，形成介护的社会化　介护社会化是指，将至今为止，在身心、经济方面只能依靠家庭的介护变成体现社会联合的模式来支撑的全社会养老体系，如保险财源的共同分担等。

2. 实现介护服务从行政指令向合同关系的转换　过去，在介护服务方面，介护对象入住哪家养老院都是由行政指令决定，没有选择权，它更像是政府对弱者的扶贫和恩惠。而介护保险制度体现了向社会保险制度的大转变，使欲接受介护服务的人与提供介护服务的主体形成对等的合同关系，即将接受介护服务的人可以在被认定的介护评估范围内自由选择服务种类及入住哪家养老院。

3. 相关介护服务手续及费用的整合　过去，所实施的介护、保健、医疗、福祉等各项服务是独立区分的。福祉行业包含以接受自理能力过低的特别养老院和访问介护、保健及医疗行业有以康复回归家庭为目标的老年人保健设施及访问医疗介护机构。在此状况下所产生的问题包括：①福祉行政指令不当；②保健及医疗行业占有医疗资源的住院问题（也称社会性住院问题，指病情稳定不必再医疗，但因回家没人照护而继续住院，由此长期挤占了医疗资源，同时也会造成医保支出过高）；③医院只提供医疗方面的治疗，而对无须再医疗并占用资源的住院者缺乏生活关照；④处于身心状况几乎相同的入住者，不管接受福祉或保健及医疗的何种服务，因所需要的申请及费用的方法不同产生问题。而如今在介护保险制度下，欲接受介护服务者，需按规定程序申请并取得认可后才有资格，故在能否提供介护服务上，有了一个严格的界定。介护保险法的实施，确保了在介护保险制度下，避免了上述问题。

4. 引入竞争机制，提高服务质量　介护保险法的实施引入了服务主体多样化的竞争机制，从而提高了服务质量。保险法实施之前，在行政指令下的介护服务，属于行政直接管理或委托给社会福祉法人经营，由于缺乏竞争机制，不利于提高服务质量。而介护保险法的实施，扩大了服务主体范围，允许民营企业、协会团体、包括 NPO 法人等在内的民间非营利团体在满足一定基准的情况下，参与介护服务行业。

5. 介护策划师制度的引入　介护保险制度实施前，养老院一般凭借经验与直觉对老年人的介护进行评估管理,而介护保险法实施后,随着介护策划师制度的引入,使接受介护服务的介护对象得到更加规范化的评估。

介护策划师的职责是对取得资格准备接受介护服务的介护对象(包括居家介护及入住养老院的介护)进行各方面咨询、调查,由此做出一对一的针对性介护计划,并照此实施,以及进行效果跟踪。根据此计划实施一段时间的效果检验,结合介护对象的身心变化,需要再次进行从咨询调查到调整介护计划的实施循环,由此决定介护计划更新,以求所提供的介护服务更人性化、个体差别化,适合每个人的身心变化,从而使介护服务达到体系标准化、科学化,实现提高老年人生命质量的养老理念。

二、日本介护保险的投保及保障

(一)介护保险财源构成及各相关管理保障机构的作用

图 2-2 展示了日本介护保险财源的构成比例,此财源是在介护保险法基础上,由政府协调各方进行管理及运营的。参与介护保险金管理和运营的机构除了提供介护保险金财源的国家、省市、区街村镇的财政部门外,还有年金保险部门、医疗保险部门、国民健康保险联合会及对缴纳保险费进行审查、支付的各机构及组织,其各自担负着不同的职责。

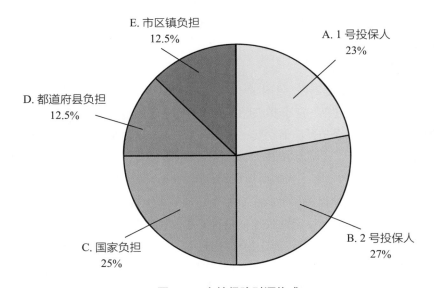

E. 市区镇负担
12.5%

A. 1 号投保人
23%

D. 都道府县负担
12.5%

B. 2 号投保人
27%

C. 国家负担
25%

▲ 图 2-2　介护保险财源构成

1. 国家的职责

(1) 国家的财政均担：根据介护保险法规定，国家从税收拨款，对市、区、镇各级介护事业进行补助，具体比例分别为：①介护补贴（不含设施补助，包含对社区认知障碍及重度要介护者的服务）及介护预防活动费，比例为 20%；②设施等补助，比例为 15%；③介护及预防调整补助，比例为 5%；④对各地社区养老事业预防、支援综合比例为 25%。

(2) 制订介护等级认定标准、介护服务事业基准及介护收费等：尽管介护保险运营的担保人为市、区、镇政府，但其相关规定必须做到全国统一，否则会出现地区间不公平及接受介护地域差所造成的麻烦，因此，相关政策必须由国家行政来统一制定，相关政策主要包括：①厚生劳动省制订需要介护等级认定审查会的判断基准；②厚生省制订关于居家养老服务业介护对象与工作人员的比例标准；③厚生劳动省制订居家养老服务成本的计算基准。原本厚生劳动省制订的关于养老服务业人员比例、设备及运营的基准，自 2012 年起因相关法律的修改，一部分基准已经按照地方政府的基准执行。关于养老机构运营及成本计算的基准由国家厚生劳动省公布，收费基准及相关政策每 3 年进行 1 次调整，因此，业界需要随时关注政策变化。

(3) 指导介护保险机构计划的基本方针：根据介护保险法规定，在管理养老机构运营中，政府需要制订本辖区的介护保险事业计划，都道府县需要制订都道府县介护保险事业的支援计划。皆以国家部门的厚生劳动省大臣名义对以上都道府县及各级政府的计划给予指导方针并负全责，具体包括：①确保提供介护保险服务体制实施的基本方针；②关于各地制订养老机构介护保险事业计划的方针；③确保其他与介护保险事业相关的支付顺利实施。

2. 都道府县的职责

(1) 都道府县的财政均担：与国家一样，都道府县根据介护福祉法，对于市区街镇的负担比例主要规定包括：①介护补贴（不含设施补助，包括对社区认知障碍及重度要介护者的服务）及介护预防活动费，比例为 12.5%；②设施等补助，比例为 17.5%；③社区支援综合事业，比例为 12.5%；④社区支援综合事业以外，比例为 19.5%。

(2) 设置稳定财政基金：为预防出现因保险费收入减少及保险支付增加出现的赤字问题，政府根据法律设置了财政稳定基金。从结果上看，在 2012 年曾出现都道府县保险支出剧增，当时此稳定财政基金起到了蓄水池的作用。

(3) 设置介护保险审查会：为防止出现参保者申请人对要介护程度认定结果及保险费决定不服，作为应对之策，都道府县依据相关法律，设置了介护保险审查会。该审查会的构成：①投保人代表 3 人；②市区村镇代表 3 人；③公益性组织代表 3 人。

按规定，介护保险审查会成员任期 3 年。审议会设置合议庭，当出现对介护认定及要支援认定等不服申诉时，由公益组织代表处理。除介护认定以外的其他不服申诉，由会长（在代表公益的委员中产生）、投保人代表、全体市区街道代表及除会长外的另外 2 名公益代表构成的合议庭集体处理。最终裁决必须在申诉日起 3 个月内完成。

(4) 审批该都道府县管辖区内社区养老机构的开设：根据介护保险法规定，除了社区融合型以外，对于居家及入住设施经营的专业性审查和法定许可的审批，皆以都道府县的行政长官名义实施。

(5) 管理培训及对取得介护策划师资质予以登录管理：要取得介护策划师资质，必须具备医生、护士、康复师、介护福祉士、社会福祉士中某一项资质，并且有 5 年以上工作经验，方可有资格参加介护策划师资质培训。有以下情况者除外：①有违法记录者；②受到介护保险法及其他医保相关法律惩罚且没有结束惩戒期者。对培训合格者，以知事（都道府县最高行政长官）名义颁发资质证书，有效期 5 年，期满要经过再培训后更新证书。

(6) 更新及制订都道府县介护保险事业支援计划：各都道府县每 3 年进行 1 次更新或制订辖区内介护保险事业支援计划，具体包括本辖区内的规定和措施，以及实现既定目标的方案，包括：①关于改善介护保险机构内的生活环境的相关事项；②关于介护服务机构信息公示事项；③确保介护策划师及从事介护服务职员的技能提高的培训；④各养老设施之间的合作。

3. 市区镇的职责

(1) 介护保险特别会计和一般会计分别管理：介护保险法规定，市区镇为介护保险的运营机构，必须设置介护保险特别会计（独立核算），并与一般会计分别管理，做好介护保险的收支管理。

市区镇通过一般会计预算负担以下金额，列入介护保险特别会计管理：①介护及预防支出，比例为 12.5%；②社区介护综合事业援助资金，比例为 12.5%；③社区介护综合事业以外的援助资金，比例为 19.5%。此外，从 1 号投保人的保费中拨出预算，向财政稳定基金提供 1/3 的额度。

(2) 对投保人的资格管理：市区镇对于辖区内居住且有资格的投保人实施资格变更监管，其资格会因年龄等变化进行调整：①保费的缴纳及介护服务费的支出；②对迁出迁入居民，进行投保人资格变更的管理；③对户口簿变更、过世投保人的资格丧失等进行监管及取消资格手续；④因年龄增长，需及时把握由 2 号转为 1 号投保人的动态并进行管理；⑤深入养老介护设施，准确掌握入住者的各类手续变化。

(3) 保险支付：市区镇负责确保对于有资格的投保人在取得介护等级认定及各养

老机构实施介护保险法框架下的相关服务后的费用予以 70%～90% 的支付，但需要先收到以下明细：①养老介护机构实施各类服务后上报的费用明细；②取得资质的装修公司对投保人住宅进行抹平台阶等法定消除室内障碍，以及安装方便设置（如加装扶手）以预防伤害的项目预算明细；③老年人用品商店销售给老年人的法定用具明细；④其他机构法定报销项目明细，由"国民健康保险团体联合会"负责实施。

(4) 深入居家养老服务机构、居家养老服务支援机构及养老院现场的检查：2006 年，根据介护保险法的修改，将原本只有都道府县具备的深入现场检查的权限下放给了市区镇，由此强化了保人对养老服务机构的管理机制。具体项目根据需要，对养老机构负责人或机构责令提供相关报告、账本、管理措施等，并由负责人到指定部门接受查询，必要时市区镇主管部门也需深入现场查对。

(5) 审批社区养老服务机构及介护预防支援机构的组建申请：在 2006 年制度修改之前，各种类型的养老机构许可证都由都道府县审批，由于市区镇比都道府县对社区养老机构的特点、地点、投保者的情况更了解，所以为强化管理效果，对于社区养老服务机构及养老健身支援机构和经营种类的申请改为市区镇直接审批，皆由所在地的市区镇第一负责人的名义发放许可证，有利于有的放矢地管理及提高服务质量。

此外，对于 2012 年 4 月新申办的定期巡查型和随时对应型的登门医护及医疗护理的经营，均由市区镇在指定期间及指定区域内进行公开招募，择优审批。

2015 年进行制度修订后，由于小规模日托型养老机构与社区养老关系密切，也由原来的都道府县审批改为市区镇审批。

2018 年起，将居家养老支援事业的审批权限也移交给了市区镇。

(6) 设置社区养老综合支援中心：为延迟老年人进入及升高要介护等级，需要采取积极的预防措施，同时，即便老年人已经进入了需要介护状态，也要尽可能使其在熟知的社区内维持日常自立的生活。为此，市区镇应给予综合性的支持。

(7) 完善市区镇介护保险事业计划：在日本，规定介护保险制度每 3 年为 1 个运营周期，每期新的介护保险事业计划开始前，都要修改完善新的计划，此计划必须确认的项目包括：①在各市区镇所管辖的社区内，确定各年度入住认知障碍型介护设施及社区介护等设施的定员数，介护支付不同服务种类；②统计出各年度社区养老活动的实际数据，根据本辖区内投保人的身心状况及变化等，做出新的介护保险事业计划。

(8) 1 号投保人保费的分配及征收：相对于 2 号投保人的保费由医疗保险附带扣除，1 号投保人的保费由市区镇通过每月扣除其退休金等方式支付，相关管理由市区镇负责。

4. 养老院的职责

(1) 养老介护机构运营的义务：根据所经营的养老设施种类，必须经过相关行政部门的审批。对此，过去是由厚生劳动省对申请机构人员、设备及运营的基准进行审批、决定，自 2012 年（部分 2014 年）起，为提高地方的自主性及自立性，进行了法律修改。据此，将基准的一部分下放至都道府县及市区镇管理。

都道府县根据条例，可审批的类型有居家养老服务、居家介护支援、基准内相关服务、介护预防服务、老年人福祉介护设施、老年人保健介护设施、介护疗养型医疗设施等。市区镇依据条例可审批的有社区型服务、社区融合型介护预防服务和介护预防支援型服务。① 居家预防介护服务业务的审批。各都道府县根据居家预防介护服务种类不同规定不同，一般审批经营的有效经营时间为 6 年。② 介护保险养老设施的审批。关于老年人介护福祉设施，入住定员超过 30 人（如自理能力差、65岁以上）的设施，由都道府县审批。此外，养老介护保健设施及介护疗养型医疗设施的创办申请也由都道府县审批。

(2) 入住合同的缔结：各类养老介护机构与入住者，必须签订服务合同。根据法律规定，合同主要包括详细说明服务项目及履行内容，以及合同签署后，必须将重要说明事项交给入住者，并严格按照基准履行承诺的服务：①开始实施服务前，必须得到入住者的同意；②没有正当的理由，不得拒绝提供服务；③如果难以提供相关服务时，可推荐合适的设施；④设施被要求提供介护服务时，务必事先确认其是否有要介护等级证及认定期间是否过期。

5. 国民健康保险团体联合会的作用 国民健康保险团体联合会是国民健康保险法指定的组织，是市、区、镇、国民健康保险与国民健康保险团体联合会组成的保险人联合会。作为国家统合团体设置的国民健康保险团体联合会，为确保良好的运营，其在各都道府县设置一个团体，在日本全国各县共设有 47 个分会。其主要业务是对涉及医疗健康保险、介护保险、残障者的上报资料进行审查。此外，也负责处理相关投诉。根据法律规定，包括以下业务：①受市区镇委托，就介护保险服务费用进行审查和支付（功能类似结算服务中心）；②介护预防及日常生活支援综合事业相关支付的审查；③接受被服务者的投诉，对相关设施进行指导及劝诫；④由第三方行为造成的各类相关损坏，进行赔偿款的征收；⑤介护预防、日常生活支援综合事业的支出预算的审查及支付；⑥其他围绕保障介护保险事业顺利运营的预算审查。

此外，国民健康保险团体联合会为确保介护支付、审查的顺利进行，设置了审查监督委员会，委员由市区镇代表、公益代表等构成。

（二）介护保险运营体系概述

关于日本介护保险的运营体系如图 2-3 所示，投保申请人认为自己需要接受相关介护服务时，首先需要向市区镇相关部门提出申请，该部门接到申请后，进行认定调查，将实情上报介护认定审查会进行评估，再将评估结论及时通知申请人，申请人得到介护等级认证后，方可向养老院提出介护服务申请，在签约合同的基础上，接受介护服务。同时，相关部门也会将被批准可接受介护等级证者的信息传至申请人所签约的养老院。

（三）介护保险投保人分类

首先，在各种社会保险制度中的投保人，必须加入保险并缴纳保金，在发生保险索赔时，根据合同给予投保人相应的赔偿。基于相同原理，介护保险法也有其相关政策。但由于介护保险属于国民福利性质的保险，原本投保人负担比例皆为介护

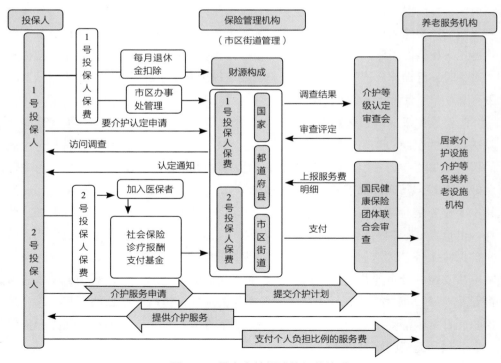

▲ 图 2-3　日本介护保险的运营体系

服务收费的 10%，由于财政状况入不敷出，现在根据介护对象收入金额多少有别，增加了 20% 和 30% 的负担档次。根据介护法规定，在年龄上将投保人分为两个资格段，即 1 号投保人与 2 号投保人。

对此，介护保险法也有以下区分规定。

(1) 1 号投保人资格：①在本行政区域内居住 3 个月以上（包括外国人）；②年龄在 65 岁以上；③保费由保险人按规定在退休金或健康保险中扣除。此资格在申请并取得介护等级证资格后，如果搬出本行政区或死亡，将自动丧失资格。

(2) 2 号投保人资格：①在本行政区域内居住 3 个月以上（包括外国人）；②年龄在 40 岁至未满 65 岁者；③加入医疗保险者，其保费在医保中扣除。

未参加医保的人没有资格享受介护保险服务。每个人将来都有可能面临被介护，为使介护保险由全社会负担，规定 40 岁开始缴纳介护保险费，以维持介护保险制度的财源。当然，对于没有经济来源的人，按最低生活保护法规定处理。

（四）需要介护等级分类及评估

在日本介护保险框架下，对于是否需要介护的等级分类及评估（表 2-3）包括自立、要帮助、要介护三个档次。

(1) 自立：日常生活（吃药、行走等）行动完全可以自理、社会活动中的认识交往及判断（打电话、算账等）无须他人帮助皆可自行处理无误。

(2) 要帮助：日常生活行动基本可以自行完成，但其自理状态已经不完全稳定，从预防其自理能力发展至要介护的恶化状态考虑，如果给予适当的介助，可持续维持其现有身体状态。

(3) 要介护：介护对象在日常生活基本动作上已经难于自理，处于需要介护的状

表 2-3　需要支援的介护评估

级　别	状　态	要介护认定等基准时间	身心状态的评定内容
自立	无须帮助与介护	25 分钟内	从日常生活活动能力角度评判，如洗浴、饮食、如厕、起坐、行走、穿衣等
要帮助 1	需要社会关注与支援	25～32 分钟	日常生活基本自理，处于部分生活需要帮助状态。如果给予适当帮助，可预防或延缓要介护程度的进展
要帮助 2		32～50 分钟	与要帮助 1 相比，起坐及步行的运动功能略有下降，需要帮助。与要帮助 1 一样，如果给予适当帮助，可防止或延缓进入要介护状态

（续表）

级 别	状 态	要介护认定 等基准时间	身心状态的评定内容
要介护 1	需要部分 介护	32～50 分钟	基本可自理，与要帮助 2 相比，运动功能、认知功能、思考力、理解力低下，处于需要部分介护状态
要介护 2	需要轻度 介护	50～70 分钟	与要介护 1 相比，日常生活活动能力、理解力低下，餐饮、如厕等自理能力处于需要介护状态
要介护 3	需要中度 介护	70～90 分钟	餐饮、排泄不能自理，几乎处于需要全方位介护，有时不能行走站立
要介护 4	需要重度 介护	90～110 分钟	与要介护 3 相比，自理能力普遍低下，日常生活需要全方位介护
要介护 5	需要最重度 介护	111 分钟以上	处于严重要介护状态，日常生活无法自理，饮食、排泄、穿换衣、翻身等都需要介护，语言沟通困难

态。例如，自己不能彻底完成洗澡、做饭、行走、如厕等，必须依赖介护人员帮助其完成。

（五）需要介护等级认定流程

1. 申请介护保险服务及审批过程

(1) 申请：根据法规，投保人需要申请要介护服务等级时，先向市区镇相关部门咨询，然后提交申请。除了初次申请，已取得介护等级认定者，当身心状况变化需更改介护等级时，也同样要重新提交申请。如果本人身体状况不便，也可由以下相关者代理申请：①监护人；②家属、亲戚；③居委会及介护咨询员；④社区支援中心；⑤已正式获批的居家介护帮助机构、社区介护老年人福利机构、养老院（代理申请的机构设施不得有违反过相关法规的记录）。

(2) 认定调查及初次评估：如图 2-4 所示，市区镇在接到申请后，会派遣专业调查员，深入投保申请人家中进行当面调查确认。

原则上，对于初次申请者，必须由市区镇专职人员实施调查确认，但也可以委托已经与市区镇签署过委托合同的法人机构实施调查确认。对于非初次的手续更新申请，市区镇可委托已登录获批的居家介护支援机构、社区介护老年人福利机构、养老院的介护管理专员实施调查确认。对于辖区内居住偏远的申请人，可委托其居住附近的机构进行确认调查。

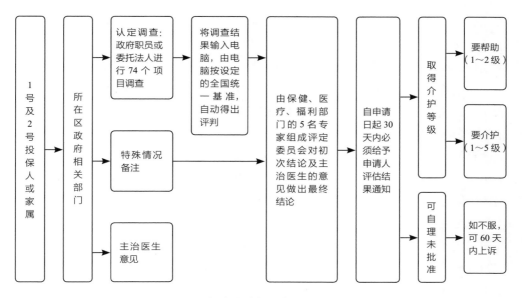

▲ 图 2-4　提交介护等级申请后的评估过程

对投保申请人当面确认调查的内容包括 74 个项目（框 2-1），以判断其在日常生活行动中所需要的服务，如有人陪伴关注、部分支援帮助、全方位支援帮助。此外，判断某些行动是否需要某种帮助，包括没有、有时候有、有。

(3) 主治医生的诊断：市区镇在进行申请确认调查的同时，向申请人的主治医生（在日本，患者初次进入某医院时，给自己诊疗的医生被视为患者的主治医生，以后

框 2-1　需当面确认的 74 项内容

咨询确认部分（62 项）
- 身体功能、使用器具动作（20 项），如麻痹、关节活动、萎缩状况、卧床、视力和听力等程度
- 生活技能（12 项），如吃饭、如厕、穿脱衣等日常生活相关的自理程度
- 认知技能（9 项），如是否能说出自己的生日、名字，能否完整表达自己的意思，可否明确自己所在场所等记忆状态
- 精神及行动障碍（15 项），如能否说出 1 个月来自己有哪些不正常行为及频率状况，是否有苦笑情绪波动，是否有大声喧哗
- 对社会活动的适应能力（6 项），如服药、财务管理、购物，能否适应集体活动等

过去 14 天内，在医疗机构接受的检查部分（12 项）
- 医治内容（9 项）
- 特别治疗（3 项）

调查确认人员所得到的以上相关 74 项信息内容将会被输入到电脑，由电脑根据事先设定好的判断标准，做出初次判定

复诊都由该医生负责）索求诊断书，其内容包括：①病名、症状的稳定性、造成生活能力降低的要因或特定疾病的变化及服药治疗；②特别医治方面的处置内容、特别处理、对失禁的处理；③对患者身心状态的建议，包括日常生活活动能力、认知障碍的主要症状及附带症状，以及其他精神或神经方面的症状与身体状态；④对患者生活功能及照顾的建议，包括行动、营养和饮食、现在或今后高发病率的应对、依靠介护服务维持生活技能的改善及预测、医学管理的必要性、提供介护服务中需要注意的医学辅助、是否有传染性疾病等；⑤特别叮嘱事项，如果该申请人没有主治医生，市区镇可为申请人指定主治医生或为申请人指定市区镇内部相关部门配备的医生作为其主治医生，以保证有医疗过程证据及维护公正性。

(4) 二次判定：初次评估结果及主治医生的诊断书被送到审查会复审评估，由介护认定审查会实施复审。一般是由 5 名委员组成的合议庭为一个单位，根据电脑的初次评估、主治医生的诊断书及国家标准，分别进行二次审议评估，并由此对每个申请人做出评估结论：①据评估对申请人做出自立、要帮助、要介护三个结论；②评估结论明确申请人所属要帮助、要介护的等级。

根据具体情况及需要，介护认定审查会设置在保险人所在的市区镇也会组织几个市区镇共同设置一个审查委员会，由具有保健、医疗、福祉专业知识学者构成，并且由市区镇第一负责人任命。针对数量众多的申请人，审查会必须及时做出二审评估结论，所以被任命的委员也不在少数。

(5) 作为保险主体的市区镇最终批复：在二次判断中，鉴于人的思维判断与初次判断中电脑的机械归类判断的差异，有可能出现判断结论与初审结果不同的情况。因此，市区镇收到介护审查会的评估结果时，在经过最终确认审批后，才将评估结果通知申请人。按规定，这个通知必须在申请日起 30 天内发出。

该评估结果的生效期可追溯到申请日，所以需要及时接受介护服务的申请者不必等得到通知后再接受介护保险服务，自申请日起便可接受服务，但需要自己支付全额服务费，待确定介护等级后，由介护保险支付部门按规定比例补发介护保险应该承担的金额。如果申请后的评估结果为不适用介护保险服务规定，则申请日起的介护服务费用将由申请人自己负担。此规定的目的在于可使申请人及时接受介护服务，提高生活质量。

此外，在市区镇发出适用介护保险要介护等级的评估结果的同时，也会寄给申请人一份"介护保险被保险者证书"，其中会注明要介护的等级，简称介护等级证。

(6) 居家介护服务计划的制订：在介护保险体系内，针对居家养老的投保人，必须按照介护计划提供服务。该计划通常由按介护保险法规定已经登记注册的介护策划师根据以下内容制订：①介护保险法相关规定；②身心现状；③家庭环境；④本人及家属的合理诉求；⑤接受服务的种类及内容。

制订此计划对于已经取得介护等级证并接受服务的介护对象（将申请需要介护服务并取得介护等级后，开始接受介护服务的申请者称为介护对象，专指利用介护保险且为居家、养老机构等地点接受介护服务的人），不直接收取全额介护计划制订的服务费。因为此费用会由市区县支付给介护策划师。根据日本财政现状，今后有可能在每三年 1 次的介护保险法修订时有所调整。

2. 介护对象的费用负担

(1) 负担比例及介护保险支付限度：对于介护对象接受介护服务所产生的费用，2000 年介护保险法正式实施时，个人负担皆为 10%，之后，由于老年人增加、出生率降低、介护保险支出入不敷出等问题，本着"低收入少交，高收入多交"的原则，规定了有条件地提高负担比例（表 2–4）。

在个人负担的 10%～30% 以外的费用，由养老院每月初向有关部门提交前 1 个月账单明细，通过国民健康保险团体联合会审核无误后，一般在申请提交后的 1～2 个月，养老院就可以得到此款。

此外，由于介护等级不同，介护保险规定的各项目服务费支付额度也不同，超出限额的部分由本人支付。

表 2–4　2021 年介护服务费个人负担比例

个人负担比例	条件（年收入日元金额）	实施期
30%	• 本人收入 220 万日元以上，加上其他收入合计达 340 万日元以上的单身者 • 一家两口人以上合计所得在 220 万日元以上，年金所得及其他收入在 463 万日元以上者	2021 年 12 月
20%	• 本人收入 220 万日元以上，加上其他收入合计 240 万～340 万日元以内的单身者 • 一家两口人以上合计所得在 220 万日元以上，年金所得及其他收入在 346 万～463 万日元以内者	2021 年 12 月
10%	• 本人收入 160 万日元以上，220 万日元以内，加上其他收入合计不足 280 万日元的单身者 • 一家两口人以上，本人所得在 160 万～220 万日元，加年金所得及其他收入在 346 万日元以内者 • 本人合计所得不足 160 万日元者	2021 年 12 月

(2) 对低收入投保人的优惠政策：在介护保险中，也对低收入群体做出以下相应减轻负担的规定。

①高额介护服务费制度：根据投保人家庭总收入设定的各类介护服务费上限优惠规定。收入高的人上限金额高，反之亦然。对于低收入者，当他们个人支付部分的介护服务费超过规定上限时，会给予返还，这是考虑到对其家庭生活的影响。限额规定参考 2021 年 8 月开始实行的日本厚生劳动省修订标准（表 2-5）。

表 2-5　高额介护服务费上限金额

年收入（万日元）	介护服务费上限（日元 / 月）	说　明
1160	140 100	全家收入上限
770	93 000	全家收入上限
不足 770	44 400	全家收入上限
非纳税者的退休金 + 其他收入少于 80	24 600（15 000）	全家收入上限（个人上限）
贫困补助家庭	15 000	全家收入上限

②养老设施特别入住者费用的规定：2005 年 10 月实施入住费及餐费均由个人负担条例后，对低收入人群启动了特定入住者介护服务费补助政策。补助对象为低收入住民税非纳税人的介护对象，在接受入住养老设施及短期入住接受介护服务的情况下生效。然而，此项规定在 2015 年做了调整，即虽然收入达不到纳税标准，但个人存款储蓄额达到 1000 万日元的人，不再给予补助支付。

此外，达到缴纳住民税入住者的餐费金额，取决于与养老设施商谈的合同，因此，对于非纳税的入住者，其餐费有上限规定，超出上限的部分由入住者自己负担，此差额款直接交给设施，即免费餐是有限额的。

③社会福祉法人养老机构承担的优惠措施：社会福祉法人养老机构是由各都道府县、市区镇政府自主特批的福利性机构，该机构对低收入困难的介护对象，在访问介护、入住服务、短期入住方面的生活介护等所需的餐费与入住费给予优惠措施。对低收入的判断标准是个人年收入在 150 万日元、存款总额在 350 万日元以下，条件限制很严格。

(3) 介护保险服务支付对象：介护保险服务支付对象是指已取得介护等级证的介护对象，其要介护的现状需要满足以下情况。

①要介护服务的介护对象：是指因身体或精神上存在障碍，在洗澡沐浴、如厕、

餐饮等日常生活自理能力有问题且持续 6 个月以上，全部或一部分需要人照顾，同时持有要介护 1～5 级等级证的人。

②要支援状态：是指因身体或精神上的障碍，在洗澡沐浴、如厕、餐饮等日常生活自理能力方面有问题且持续 6 个月以上，全部或一部分需要有人照顾，以减缓自理能力下降或防止自理能力进一步加速恶化，同时持有要支援 1～2 级等级证的人。

③持有 2 号介护等级证的介护对象接受服务的条件：40—65 岁的介护对象，需要利用介护保险服务的条件必须是 16 种特定疾病患者（框 2-2），只有满足 16 种特定疾病中的一项才可以申请利用养老介护保险服务。未满 65 岁者，非 16 种特定疾病引起的要介护或要帮助的服务费，按医疗保险及残障者福祉相关法规处理。

框 2-2　16 种特定疾病	
• 不可治愈的癌症 • 类风湿关节炎 • 肌肉萎缩侧索硬化 • 后纵韧带骨化 • 骨折性骨质疏松 • 老年初期的认知障碍 • 进行性核上性麻痹 • 脊髓小脑变性症	• 椎管狭窄 • 成人早老综合征 • 多系统萎缩 • 糖尿病神经障碍 • 脑血管疾病 • 闭塞性动脉硬化 • 慢性闭塞性肺炎 • 两侧膝盖或骨关节明显变形性关节炎

(4) 同时适用介护保险法与残障者福祉法规者的选择：对于已取得介护保险资格、年龄满 65 岁的残障者需要介护时，若同时具备适用介护保险法和残障者综合支援法报销资格时，则按照介护保险法规定，原则上优先适用介护保险法。

(5) 适用介护保险支付的养老服务机构种类

①介护服务支付：只可给要介护 1～5 级介护对象的服务机构，其包括 12 种居家养老服务类型机构、2 种其他形式的居家养老服务（加装家庭老年用具、居家养老计划）、3 类养老服务设施、9 类随叫随到或 24 小时合同上门服务，具体可参考第 3 章。

②介护预防支援服务支付：只限定为取得要支援 1～2 级的持有介保证者提供服务的机构。

③市区镇特别支付：是指在介护保险法以外，由市区镇独自规定的服务支付措施。在介护保险法对要介护 1～5 级提供服务费用上限基础上，由市区镇根据本辖区经济状况自主增加的支出补助，一般多体现在纸尿裤、餐费、接送、理发等方面，具体项目因地区而异。

此外，还有指定服务支付与特别服务支付，这由养老服务机构按照规定提供。

（六）介护计划的制订及实施

在被保险人取得持有介护等级证后，介护策划师需要为其制订介护计划，以便照此计划进行介护，介护计划分为居家介护和养老院介护两种。

1. **居家介护** 大多数介护对象及家属并不了解介护规定，所以介护计划的制订基本上都委托在政府机构登录在册的介护策划师资格（考取介护福祉士资格、工作 5 年以上，在指定机构研修后取得资格证书的人），帮助免费制订，之后由政府给做计划的介护策划师支付报酬。

2. **养老院介护** 介护对象可直接联系意愿中的养老院商量入住事宜。一般申请入住者自己做不了介护计划，故都委托设施有资格的人做协助。介护计划的定稿包括在办理入住养老院手续的程序中。

入住具体流程：商谈→签约→提交委托制作介护计划书→调查确认→制订具有康复目标及介护计划的初稿→召集家属及相关照护负责人共同讨论认可确认→实施介护计划→跟踪评价→再次调查询问介护效果→确认并修改介护计划→按新的介护计划再次实施介护。在入住介护机构期间，根据按介护计划实施介护的效果及入住者的身心变化，反复调整介护计划，直至达到预期效果。

第3章 日本介护保险服务机构

一、介护服务机构类别

（一）介护保险制度所包含的介护服务机构

日本的老年人介护设施及服务形式，在不同年代有不同的模式。2000年，养老介护保险法实施后，将主要的介护保险服务类型分为3个系列、4个大类，共25个类型。在此只列出25个类型的具体类别，暂不一一详细描述。

系列一：居家养老服务系列

第一类：上门访问介护服务类。

此类上门服务对象包括居家及居住在养老院的介护对象。因为有些养老院将某些服务项目委托给上门服务的公司完成。

类型1：访问介护型（指介护服务公司根据合同上门提供居家介护服务）。介护福祉士或介护员工上门服务，对居家的介护对象进行身体及生活介护。不仅是家庭，也包括对一些有需求养老机构的登门服务。例如，某访问型介护服务公司根据与养老院的合约，到需要借助访问型介护公司介护员工协助的养老院提供介护服务。一般介护服务型住宅设施接受访问型介护服务较多。

类型2：访问洗浴型。由护士或准护士（根据介护对象身体状况）、介护员工等组成专业洗澡团队，开设备专车携带浴盆及加热器登门服务。服务程度可分为全身、部分擦拭等，服务对象包括要介护1～5级、要帮助1～2级。

类型3：访问医护型。一般针对病情稳定的介护对象，由护士、保健师、理疗机作业治疗师组成，根据与养老服务机构的合约及医嘱分别登门服务，主要针对要介护1～5级和要帮助1～2级的介护对象。这也属于医养结合的形式之一。

类型4：访问康复型。一般针对病情稳定并处于恢复期的要介护1～5级或要帮助1～2级的介护对象，旨在使其维持或恢复身心功能，以达到生活自理的目的，由康复师按照制订的计划提供上门服务。

类型 5：访问疗养管理及指导型。医生、药剂师、牙科护士、营养师根据计划，登门为要介护 1～5 级或要帮助 1～2 级的介护对象提供医疗、医护管理及指导等服务。

类型 6：定期巡回及随时对应型家访介护及医护型。依据预约时间，提供上门服务。根据需要，以随叫随到的形式，提供服务。此类型服务不包含要帮助及介护预防的介护对象。

类型 7：夜间对应家访介护型。据介护对象签署的服务合同，约定夜晚登门提供介护服务。一般采取此形式的人都是要介护等级高的介护对象，其中不乏需要整晚陪护的情况。

类型 8：登门送餐服务型。为改善介护对象自理生活的营养，按介护保险制度规定，限定 1 日仅可提供 1 次享受介护报销制度的送餐服务。按规定提供此服务的人员有义务必须同时观察确认介护对象的身心状况，必要时与有关部门联系。此服务的介护对象为要介护 1～5 级及各种原因致欠缺做饭能力者。

第二类：日托及短期入住服务类。

类型 9：日托所＋社区融合型。多为距离介护对象所在社区不远的养老院针对要介护 1～5 级的介护对象，提供每天接送、餐饮、洗澡、技能训练、餐饮营养指导、吞咽操、游戏等服务。此类型日托所，还可按介护险及残障福祉所规定的服务。

类型 10：认知障碍日托所型。以认知障碍患者为主要对象，提供服务，属于社区型，每天提供接送、餐饮、洗澡、技能训练、餐饮营养指导、吞咽操、游戏等服务。服务对象为要介护 1～5 级、要帮助 1～2 级。这与上述类型 9 的日托所＋社区融合型近似，只是这种以认知障碍患者为中心。

类型 11：每日往返康复机构型（一般称为 day care）。在以要介护 1～5 级和要帮助 1～2 级为对象的日托所，对处于康复期的患者进行旨在恢复正常自理生活的理学疗法及作业疗法的康复服务。

类型 12：小规模多功能型居家介护。以要介护 1～5 级和要帮助 1～2 级为对象，根据老年人状况，提供以往返设施为主，兼有登门提供介护服务及短期入住服务为辅的介护服务，属于区域性服务。

第三类：日托＋短住＋访问组合型服务类。

利用此短住服务的人通常有以下 3 类：①居家养老的介护对象过于寂寞，想到机构凑热闹、解闷；②照顾自己的家属出差等原因，没人照顾时；③接受只有此类机构才能提供的介护及康复连续服务等。

类型 13：小规模多功能型居家医护及居家介护。根据老年人状况，提供以往返设施为主，登门及短住为辅的医护及介护服务，其属于区域性服务，主要服务对象为要介护 1～5 级。

　　类型 14：短住日托型集体介护。以要介护 1～5 级和要帮助 1～2 级为服务对象，对短期入住福利设施的老年人进行身体介护及技能训练。

　　类型 15：短住疗养型介护。服务对象以要介护 1～5 级、要帮助 1～2 级为主。对短期入住养老院及医院疗养病房，并且处于病情稳定期的老年人提供医护、生活介护及技能训练服务。

　　系列二：入住型养老设施的介护服务系列

　　第四类：中长期入住设施接受介护服务类。

　　类型 16：认知障碍患者对应型“集体之家”。此类机构的实质是以认知障碍患者为主，实行“认知障碍患者之家”的集体生活方式。为避免刺激认知障碍患者的自尊，大多设施都避免使用“认知障碍”字眼，以“集体之家”（group home）代称。

　　为营造良好气氛，易于入住者相互理解，抑制认知障碍病情的加剧，实现良好的养老生活质量，在设置上有以下特点。

　　主要接纳有认知障碍特征的介护对象，也可接受要帮助 2 级和要介护 1 级以上的老年人入住。入住者主要来自熟悉环境的本地居住的居民（如同一个小区或同一个社区），方便认知障碍状态下的入住者互相交流时，有熟悉的话题，便于彼此之间理解与沟通。同时也方便每年定期举办的入住介护对象与小区居民的集体交流活动。采取集体生活方式的设施，按管理单元组设置，每个单元组入住者定员在 5～9 人，既可避免认知障碍老年人独居，实现集体生活，从而减缓认知障碍进程加剧，又可避免因人数多（超过 9 人）增加管理疏漏的问题。每个设施最多不能超过 3 组，即总共不超过 27 人（经特别批准可多设置一个单元组）。原则上，实施每人一间房制度，如此可避免同房间认知障碍老年人因言行失控出现矛盾。但不排除在不影响生活质量前提下可以一个房间住 2 人。房间标准面积不低于 7.43m²，房间可以摆放入住者喜欢的、自家的家具及物品，一切摆设方式皆尊重入住者意愿，绝不实施整齐划一的管理模式。以此唤起入住老年人对曾居住的家的记忆或印象深刻的事情。每个单元组入住者为一个家庭，在介护员工的带领下，共用一个厨房及一个活动空间，一起动手做饭、做家务，以体验家庭温暖，稳定其情绪、缓解病情的发展、锻炼四肢及大脑、推迟衰老，但该设施多数没有设置临终关怀服务，所以当老年人身心障碍发展至严重程度，会转到特别养护养老院。介护员工与入住者人数比例为 1∶3，不要求一定设置医生和护士，由经营者自己根据介护对象的身心状况决定是否配护士，一般会与医院及提供护士服务的机构签约，定时为介护对象提供诊疗及配药等服务。因此，入住者的认知障碍一旦加重，病情发展至随时需要医生或护士的医疗护理时，就要考虑转至有相关服务的机构。此外，"集体之家"各项费用不高，价格适中。

类型 17：社区融合型介护老年人入住设施。在一个最小行政管辖区域内（类似中国街道居委会），将熟悉该区域的老年人与养老设施融为一体，以使入住老年人在一个相对熟悉的环境内安心地生活，接受介护服务的养老设施。一般定员 29 名以下，主要为要介护 1～5 级和要帮助 2 级的介护对象服务。

类型 18：特别养护老年人设施。入住接受条件为 65 岁以上、因身心障碍严重而需要随时介护，以及中长期入住、中度至重度的无自理能力及卧床不起者、认知障碍者、40—65 岁患特定疾病且被认定为要介护 3 级以上的重度要介护对象。居住房间有一室多床、单间、组合型单间。介护员工对入住者比例为 1∶3。此类设施多数针对常年不能外出的老年人，每年会组织夏季纳凉、赏花、游戏等活动，带领老年人室外活动。其相关费用相对便宜，如房费、水电费、生活费等，尿不湿也包括在基本费中。相关费用根据收入高低定价，较合理便宜。所以，人气相对高、等待入住者多，通常不是按先后顺序入住，而是按申请者的需要程度进行评估，积分高者优先入住（如要介护 5 级比 3 级积分高，亲属离得远、身边无人照顾者积分高等）。

类型 19：老年人保健介护设施。该设施以病情稳定、没必要住院治疗，但仍需要康复治疗的非医疗型患者为主要服务对象，原则上可接收要介护 1 级的介护对象，但实际上多数为要介护为 3～5 级的介护对象。该设施以让入住者早日康复回归家庭为目标，在医学管理体系下提供介护、医护、康复等服务。入住期限原则上为 3～6 个月，但实际情况是多数都是常年入住者，其中无望康复回归家庭者将会被安排入住其他特养设施，继续接受介护服务。该类设施的入住房间有多人间、单间、组合型单间，配置坐班医生、护士、介护士、康复师（根据患者情况采取物理疗法或作业疗法及语言疗法）。

类型 20：介护疗养医院。随着 2017 年介护疗养型医疗设施的废除，取而代之的是 2018 年开始设置的介护疗养医院，主要为急性恢复期、慢性长期卧床、临终关怀者提供医学管理下的护理及介护服务，具有医疗性质。在日常介护中，除了按照介护计划进行常规介护服务外，主要的区别是能够对入住者进行医护性质的吸痰、胃造口、吸氧、鼻饲等护理。基于入住者症状，此类设施基本不提供娱乐之类的活动，入住对象一般为 3～5 级或更重级别被介护者。

类型 21：介护服务型高龄住宅设施。此类设施除了都道府县特别许可的"特别设施"外，都可理解为向有自理能力或有轻度依赖性老年人提供租赁住宅，并按照规定附带围绕老年人的相关介护服务，例如，每天确认老年人是否安然无恙、提供生活服务咨询等。

原则上，主要为自理能力强的老年人提供租房，但实际上也有不少介护等级高的老年人入住，但大多不能对应临终关怀服务。实际上，为增加入住率，也为要介护等级高的入住介护对象提供服务，需根据他们需求来确定可提供的介护服务项目。由于此类设施以提供住宅为主，而所提供的介护服务有限，其所涉及的介护服务多依赖签约的访问介护公司。因此，此类设施所提供的整体介护服务按照访问介护类服务标准执行。日本政府的目标是到 2020 年此类服务型老年人住宅达到 60 万户。为此，出台了补贴及税率优惠政策。因此，自 2011 年此制度开始以来，服务型老年人住宅呈现剧增现象。日本对此类住宅没有规定介护员工与入住者的比例，居室配置有单人间及双人间，单间原则上 25m²，但多为 18m²。

系列三：介护保险相关的其他辅助服务系列

类型 22：老年人用具租赁。根据介护保险法，各适老用品商店可对要介护 1～5 级和要帮助 1～2 级居家养老的介护对象提供租赁服务，它包括轮椅及附件、介护专用床及附件、步行器、扶手、认知障碍患者所需感应器、移动器具、自动排泄及照护用具。租赁费依据介护保险法规定进行个人负担比例结算。

类型 23：特定老年人用具购买补贴。此项补贴措施主要针对居家养老且已经取得介护等级证的要介护 1～5 级和要帮助 1～2 级的介护对象。可购买用具包括洗澡、排泄、移动等，帮助其实现提高自理能力所需介护类产品及附属品，1 年之内不可购买相同功效的用具。根据申请人收入，个人负担比例为采购总金额的 10%～30%。每年 4 月至次年 3 月的 1 年内总采购金额不得超过 10 万日元。

类型 24：居家介护住宅改装服务。该服务针对要介护 1～5 级和要帮助 1～2 级的介护对象家庭的需求及评估进行改装，例如，加装扶手、地面台阶抹平、地面防滑措施、增设坐便器、浴缸高度及辅助用具等。

类型 25：居家介护服务计划。由介护策划师为已经取得介保证的居家养老者制订服务计划。

上述 3 个系列、4 个大类，共 25 个类型的养老介护及其分类对大多数家庭来讲，分类过于繁杂，区别模糊不清。对此，日本政府及专家也在不断探讨改进。

（二）居住环境的改善

对人类来讲，衣食住行必不可少。在养老事业中，除了做好对介护对象的身心介护外，也要保障好居住环境，因为居住环境也与介护质量及生活质量息息相关。

虽然传统住房的样式设计及布局处处展现了地域性的风土人情及生活习惯，然而，当年设计的房屋不能满足现代人的需求，尤其对年老体弱、身心障碍及行走困难者更不方便。因此，如何进行内部加装改造、更换，使之更加适合老年人自立及自理的需求环境、提高生活质量是日本养老介护理念的具体体现。

1. 改善家庭居住环境需要考虑的因素

(1) 身体状况：策划与制订改善方案必须在准确掌握老年人日常生活的自理能力的基础上进行。例如，需要准确掌握的现状，包括步行状态、越过台阶是否依赖某些辅助器具、手可触及的高度范围、自己不能步行而使用轮椅时自我操纵轮椅的实况。判断高龄脑神经疾病者是否存在进行自理行动的意愿、理解力、注意力低下、无意识、无目的徘徊、空间意识薄弱等方面的问题。

(2) 居住相关条件：房间布局、出门路况（尤其是靠路边的房屋）、日照通风等。

(3) 家庭状况：以被介护对象为中心，与家庭成员共同商讨，了解介护对象的真实情况。

(4) 经济条件：了解并考虑介护对象经济承受能力及市区镇相关补贴情况，做出该家庭能够接受个人负担金额且合理的方案。

2. 具体改造要点

(1) 住宅玄关处改造：在日本传统建筑设计中（多指独宅），为了防潮会把房屋地基抬高，由此会导致房屋基础❶与室外道路间有高低差，这有可能给老年人带来危险。为此，要考虑在门框、门厅处穿、脱鞋等位置的改造，轮椅出入斜坡等的改造，以及其他改造措施，以消除影响老年人顺利出入的危险因素为目的。

(2) 厕所改造：此改造涉及蹲坑和坐便，包括便盆高低的调整、起蹲用扶手、厕所门及出入台阶是否碍事等。

(3) 浴室改造：此处浴室改造的基本原则与厕所改造类似，一切从安全、方便、无障碍的角度指定改造方案。

（三）介护保险外的服务

对于不符合介护保险报销、有介护保险法规定之外需求的服务需求，考虑以下2种服务模式，以应对多样化的服务需求。

1. 民间团体及企业实施的介护服务　家政公司介入介护服务，如卫生、换灯

---

❶ 日本传统房子（包括过去国内平房）都有地基基础，指门槛室内外地面。此处指门槛室内外地面环境各有不同，错综复杂，在改造设计时要考虑此处是否有碍于老年人出入安全及顺利。

具、做饭、购物、陪夜、办理入退院手续等。铁路部门帮老年人、行动不便者买票，上下电车预约铺垫板接。老年服务中心安排退休的健康老年人帮介护对象家清扫佛堂、领狗散步、整理庭院等。此类服务费用因不在介护保险内，属于商业性服务，皆由介护对象承担全额服务费。

2. **国家养老试点市区街道的服务**　为防止空巢老年人孤独，使老年人安心生活，构建了为维持运营而进行收费的老年人援助机构，实施各种介护服务。

二、介护岗位服务内容及现场

（一）介护内容

(1) **身体照护**：如饮食、洗澡、如厕、洗脸、刷牙、移动、部分身体擦拭、穿戴修饰等。

(2) **生活照护**：如做饭、洗衣、扫除、购物、陪同外出散心。

（二）实施介护服务的流程

具体见表 3-1。

表 3-1　介护服务的流程

序　号	流　程	内　　容
1	咨询	由介护策划师、专项负责者向申请人（准介护对象）及家属了解实际情况，并说明服务制度、解答咨询，双方达成共识，确定介护服务意向（在特养、日托、短期入住类养老院，设有社会工作者职位）
2	了解分析	根据申请人（准介护对象）取得的介护等级证，确认自理能力、生活习惯、家属可照顾程度、原有生活环境及老年人需求，分析恢复自理后可解决的问题
3	制订介护方案	介护策划师根据申请人（准介护对象）及家属的要求，讨论"了解分析"内容的解决方案及具体目标，给出介护服务方案
4	服务团队会议	召集方案中涉及的相关岗位人员，讨论介护服务方案可行性
5	确定方案	将与服务团队讨论的介护服务方案结果向申请人（准介护对象）及家属说明，并取得认同，确定最终介护服务方案
6	签署服务合同	由申请人（准介护对象）及家属与提供服务方逐条确认合同条款，双方认同后，各自在合同上签字，合同生效，申请人（准介护对象）正式成为介护对象

（续表）

序　号	流　程	内　容
7	协调与实施	涉及介护方案相关的各服务人员，根据介护服务方案，协调及落实计划的实施过程后，正式实施介护方案
8	跟踪确认	介护策划师对于已进入实施中的介护方案，适时确认是否在按计划进行、是否达到预定目标、服务种类及介护方法是否得当、介护对象是否出现身心变化等进行跟踪
9	再评估	根据跟踪确认的结果及介护对象的身心变化，判断原方案是否需维持、调整、还是结束。若需调整时，必须从"了解分析"重新开始后续流程

（三）家庭访问服务实例

为便于了解日本养老服务形式，在此列举 2 个服务项目，以期窥一斑而知全豹。

1. **常规访问介护服务**　此项服务实施人员在介护保险法中被称为"访问介护员工"。访问介护员工如约访问介护对象家庭，为其提供合同规定的服务。介护保险法规定此服务的宗旨是帮助介护对象恢复日常正常生活，但不包括被介护对象本人外的家庭成员及其本人可以自理的家务劳动，具体服务范围见表 3-2。

表 3-2　家庭访问介护服务项目的范围

种　类	介护服务规定项目	不属于介护的项目
清扫	• 生活中的居室日常打扫，旨在给介护对象一个清洁温馨的环境 • 整理整顿：介护对象所需物品分类归纳，想用时随手可取，不常用的收纳，不可能用的丢弃 • 清除垃圾	• 大扫除、车打蜡 • 更改家具摆设 • 整理庭院 • 与介护对象本人无关的清扫
洗涮	• 生活中的衣物洗涮 • 收取、晾晒衣物 • 熨衣服 • 衣物的叠放及归位	• 正常衣物外的洗涮 • 家庭洗衣机外的洗衣设备利用（如街区内投币洗衣机等）
炊事	• 日常饭菜 • 配膳及整理	• 家庭年夜饭 • 为被介护者家属做饭

（续表）

种　类	介护服务规定项目	不属于介护的项目
购物	• 采购生活必需品 • 仅限为合同介护对象本人采购食品	• 根据被介护者的兴趣、嗜好，为其购置或帮其赠送礼品等
外出	• 各类行政申请手续 • 携其参观日托所 • 带领外出选举投票 • 去医院急诊 • 有助于恢复自立的外出餐饮，目的不在于餐饮的行为，而是通过外出餐饮，锻炼介护对象的对整个过程的恢复、收悉、参与思考或亲自对应点餐、结账等，达到强化自立的目的	• 协助做法事、扫墓 • 参加家庭各类仪式 • 围绕介护对象兴趣的外出（如串门、学习等） • 非自立为目的的散步

2. 登门助浴

(1) 日本人泡澡的传统及现状

①日本人泡澡的传统：在日本，泡澡不仅是为了去污垢、舒服，更重要的是日本历史上就有泡温泉情结。日本泡澡洗浴起源于平安时代初期（约公元 800 年）的寺庙蒸浴。日语称之为"施浴"，是指在寺庙中僧人为贫困者、患者、违规犯法者举行的祛病、驱邪、求富、顺心如意的集体浴，同时以此获得参与者对寺庙的捐献。

②日本人泡澡的现状：当下，日本人仍将温泉洗浴作为放松心情、保持卫生的习惯。入住养老院后也会对洗浴的次数有规定，一般各类养老机构为每周 2 次。除了洗浴外，还会在保障安全的前提下，特意为老年人留出 2～5 分钟浴盆内浸泡的时间，供其享受。日本养老服务介护中的洗浴服务，不仅是一般去污垢的卫生习惯需求，更体现出对日本温泉文化的尊重，并通过此服务给介护对象带来美好回忆和心理慰藉。

(2) 登门助浴服务概述：相关养老服务公司在登门给老年人洗澡服务时，主要以居家养老并具备介护服务对象资格者为服务对象。服务团队一般由护士或准护士、介护员工、司机兼助手 3 人构成。他们开车载着热水器、澡盆、软管等设备实施登门服务。

(3) 服务流程：咨询至合同确认到流程、助浴实施流程整个阶段包括：① 介护对象或家属的咨询；② 公司派团队登门走访并了解情况；③ 服务团队回到公司，根据走访所得信息实况，制订出助浴实施方案；④ 在公司内，组织介护策划师、部门负责人、服务团队等相关人员对服务团队制订的方案进行审查调整后予以通过；⑤ 公司与介护对象及其亲属进行合同面谈，确认介护服务内容及相关事宜，最后签署服务合同；⑥ 公司服务团队根据合同内容及计划，进行服务前的实施协调会议；⑦ 团队出发前，检查是否备齐所需携带的服务用具，如浴盆、进排水管、毛巾、浴巾、香波、香皂、洗面用具等，确认服务团队每个成员自身的身体健康状态及精神面貌；⑧ 重点确认车载的水罐、泵、微波发泡振动器、快速加热器及各种设备是否处于正常的使用状态；⑨ 团队到达目的地后，团队成员分头进行洗澡器械、用具等的布置准备；⑩ 实施进排水管的连接；⑪ 洗浴前的准备工作，涉及确认介护对象是否准备好介护保险等级证、印鉴，准备好一套更换的衣服、一件大浴巾及根据介护对象身体状况所需要的物品，检查体温、脉搏、血压、呼吸是否正常，询问此刻的身心状态；⑫ 大家齐心合力协作，为介护对象脱衣、准备，将其安全地安置于浴盆；⑬ 放置浴盆，做好洗浴器具准备；⑭ 大家齐心合力协作，为介护对象脱衣准备，将其安全地安置于浴盆；⑮ 开始洗脸洗头，大家同时按照服务规定流程，各自为其洗身体不同部位，包括细心揉捏脚趾、基本洗净身体等；⑯ 让介护对象在浴盆中泡数分钟，享受水中放入的自然植物草药等所带来的安神及舒适之功效，洗浴结束后稍事休息，工作人员为其吹干头发，更换干净的衣服，安抚介护对象休息，后续分别按分工进行收拾作业；⑰ 再次进行体温、脉搏、血压、呼吸检查，与浴前检查结果对照确认有无异常；⑱ 清扫服务现场，并归纳洗浴用具等；⑲ 向介护对象告别，返回公司；⑳ 团队按管理要求，做好此次服务报告书，备案保存；㉑ 在公司进行的业务培训计划中，随时从每次服务报告的实际案例中汲取成功及失败等经验，用于对员工定期培训。

（四）介护岗位的职责及团队配合

在介护策划师制订的介护计划方案中涉及所需岗位人员，将按各自职责进行配合（每个养老设施配置哪类人员，由国家对不同类型养老院专业人员要求进行确定）。介护服务的职种类别、资格及职责见表3-3。

三、介护岗位的安全及风险管理

（一）确保介护对象的安全

1. 落实日本厚生劳动省法规基准　为确保介护岗位的安全、防止事故，要求各类型养老院做好下列工作。

表 3–3　介护服务所需职种、资格及职责

分　类	排　序	职　种	资　格	职　责
保健医疗相关职种	1	医师	医师法规定国家资格	• 为患者诊疗 • 向护士、保健师、药剂师、理疗师、作业治疗师发出医嘱和处方
	2	护士	保健师、助产师、护士法规定的国家资格	• 在医院、诊所及养老设施，遵医嘱进行辅助治疗、服药管理及外伤处置 • 在养老设施，对有自理障碍者进行日常生活上的疗养帮助
	3	保健师		• 对所负责范围内人员进行健康教育、保健指导，以达到预防疾病、增强体质的目的，开展公共卫生活动 • 在介护保险体制下，与介护福祉专员、社会福祉士一起，负责介护预防活动
	4	理疗师	理疗师及作业治疗师法规定的国家资格	属于专业康复人士 • 帮助康复者恢复日常生活所需的身体基本技能，使其能自行翻身、起卧、行走等 • 采用步行练习等运动疗法，以及电疗、热疗、光疗物理疗法等促进身体技能与动作恢复，帮助康复者逐步达到生活自理
	5	作业治疗师		不同于理疗师，重点是对被康复者进行康复训练指导，具体内容如下 • 入浴、饮食等日常生活动作 • 手工制作、园艺、做游戏等各种活动 • 身心康复 作为专业康复师，还需在各种康复现场，为狂躁、抑郁症及吞咽障碍患者进行康复治疗
福祉相关职种	6	语言康复师	理疗师及作业治疗师法规定的国家资格	对介护对象进行声音、语言发音等障碍进行康复训练，以期介护对象得到改善
	7	介护策划师	具有国家介护福祉士资格 5 年以上、实际工作经验达 900 天以上，经过都道府县的规定培训后取得资格	• 起草并制订设施及居家介护计划 • 担任被介护者介护咨询工作 • 就被介护者康复、家庭介护装修及用具的预算，与行政、医生、理疗师、作业治疗师、建筑士、装修公司及适老用具公司保持联系和配合
	8	社会福祉士	社会福祉士及介护福祉士法规定的国家资格	• 对正常生活有障碍者进行咨询解答 • 就介护对象的介护、支援、消费被害、虐待、监护人制度提供咨询解答
	9	药剂师	国家资格	按医嘱为被介护者提供配药、服药指导

（续表）

分　类	排　序	职　种	资　格	职　责
福祉相关职种	10	市区乡镇行政担当职员	无特殊要求	指行政相关负责部门对保健、介护、相关保险金支付的确认及审批
	11	精神保健福祉士	精神保健福祉士法规定的国家资格	一般在医疗机构的精神科、精神保健福祉中心、精神病所设置，对相关患者回归社会提出建议。对相关居家生活的患者，据其身心状况，对住宅改善、补助支援提出建议
介护现场	12	初任者	130 小时培训证	养老机构现场介护员工，应掌握行业上岗培训，理解介护基本知识、认知障碍老年人心理
	13	实务者	学完 450 小时课程，无资质证，是考取介护福祉士必须具备的培训过程	协助介护福祉士与类似中国持证上岗的介护员工工作、执行上门介护服务计划、指导培训基层一线员工，可做养老院的管理员；工资有提升，具备考介护福祉士资格
	14	介护福祉士	国家资格考试合格	• 身体介护，如喂饭、照顾排泄、洗澡、移动 • 生活援助，如配膳、洗衣等家务 • 自主生活咨询，负责对介护对象及家属进行生活自理指导 • 社会志愿者活动
	15	营养师	日本厚生劳动省指定相关教育机构学完规定课程后，都道府县颁发证书	在学校、医院、保健所、介护机构负责配制营养餐及餐饮指导
	16	现场介护员工	一般优选经过初任者研修等培训者，但无硬性规定	在访问介护及入住介护一线服务岗位，在介护福祉士指导下，直接为被介护者提供介护工作范围内的服务
其他相关	17	建筑士	建筑士法规定的国家资格	分为一、二级建筑士、木造建筑士，是建筑物设计和施工监理的技术人员。与理疗师结合，根据介护保险制度规定，对需要改造施工方案进行监管
	18	装修公司等	装修行业资质及介护知识	接受委托后，对被介护者住宅进行改造施工
	19	福祉器具咨询	有行业相关培训证者	• 对器具使用者进行建议 • 对不同人提出不同的使用计划，并进行跟踪评价

（续表）

分　类	排　序	职　种	资　格	职　责
其他相关	19	福祉器具咨询	有行业相关培训证者	• 与介护策划师共同对购买或租借用具进行使用指导。根据规定，经营与介护保险制度相关的租借、贩卖的店铺，必须有 2 名以上咨询员
	20	介护咨询师（也称社会工作者）	无资格考试，从已具备社会福祉士资格及具有相同能力者中培训聘任（日语汉字为"相谈员"）	• 入退养老院手续咨询 • 与社会养老机构及部门沟通信息及业务协作商谈 • 协助院内总务管理及现场介护工作

(1) 设置防止事故委员会：事故不是孤立出现的，与介护及生活环境等因素有关。为此，设立事故委员会以便及时对应突发事故。

设置的目的：为了有组织地防止事故，采取安全对策。对发生事故的状况必须按照件数、事故种类、防止再次发生的对策、实施实况进行登记。

人员构成：由院长、现场负责人、医生、护士、介护员工、介护策划师等组成。无论养老机构类别、规模、人员如何不同，均无严格规定，但必须是由与机构管理密切相关的人员组成。

职责内容：建立迅速对应事故及风险的体系，完善防止及改善的方案，发现并监督现场风险漏洞。策划预防事故培训方案，及时对现场人员定期安全教育。

(2) 做好风险管控，确保介护对象安全，建立对应体系：完善记录种类，如日常工作记录、事故报告书、事故苗头报告等，此类报告应公开放在现场固定位置，供所有职员随时翻阅，把握情况，做好预防。各岗位人员及时互通信息，通过传输系统或口头形式，在通信群里将介护对象的信息及时与其他相关人员共享，如现场捕捉或预感有可能产生事故的迹象，以及老年人身心方面的微小变化（如站立不稳、情绪变化、异常言语等）、生活上与家属的关系、经济问题等。提高事故的防范意识，每天开会及交班反复强调。规范与提高介护员工的实操技术，避免操作中失误，引发事故。

2. 事故预防及安全对策

(1) 养老院中预防事故发生至关重要：在养老院，预防事故发生、加强安全措施至关重要，需要充分发挥防止事故委员会的作用，经常确认好院内介护对象日常生活环境及用具是否存在安全隐患。例如，轮椅是否存在伤害人的损坏，餐具是否出现伤人的裂缝及缺陷，以及因介护对象的功能变化或喂饭不当引起误咽，室内是否存在物品放置不当或介护对象的身体功能变化及危险行动出现等导致摔倒。所以，随时彻底地落实安全措施不容忽视。但是，为了保护介护对象的安全所采取的措施不可伤害到介护对象的尊严，这是养老行业最基本的理念，否则将被指控为虐待行为。介护保险基准规定，表3-4中的11项内容为介护工作中禁止的禁锢（虐待）行为。

表3-4 介护工作中禁止的禁锢（虐待）行为

序 号	内 容
1	为防止介护对象在行走、活动等行为中出现事故，将其身体或四肢绑在轮椅、椅子或床上
2	为防止介护对象跌落，将身体或四肢用绳子绑在床上
3	为防止介护对象自己下床，在床的周围用栅栏类物品将其围起来
4	为防止介护对象拔掉输液管及胃管，捆住四肢
5	为不让介护对象进行皮肤挠痒，为其戴上限制手指功能的手套
6	为防止介护对象从轮椅及餐椅上滑落或随意站立，将轮椅捆在其他物体上或将人用绳带捆在椅子上
7	对有站立能力的人，使用各种方法限制其站立
8	为限制随意脱衣行为或自行撤掉尿不湿，强制其穿连体服加以限制
9	为防止对其他人造成妨碍的不当行为，将其身体或四肢捆住
10	为避免吵闹，使其安静不出声，给其过量服用镇静药等
11	将介护对象关闭在不能随意打开的隔离室内

综上所述，处理好安全隐患的防范工作与关系到介护对象的自尊、虐待等问题的矛盾，考验着一个养老院的经营理念及管理能力。

(2) 培养与介护对象同感及对预测风险的能力：除给予介护对象所希望的生活介护外，还需预测其中的风险，这也是提高老年人生活质量的具体体现。

当某位介护对象的行为有可能产生某种危险（如拿筷子捅口腔等）时，介护员工应考虑到其原因。当其行为是为了达到某种个人意愿时，应从介护对象的角度思考，并考虑怎样安全地为其达到目的，这一点至关重要。

例如，某位行走需要人搀扶的介护对象，多次欲尝试在无人搀扶下自己行走，并且多次险些跌倒。对此，现场介护员工应考虑其是为了不愿意给别人添麻烦，还是要急于尝试锻炼自理能力。不管怎样，都要尊重其意愿，并与其一起分析这种行为的危险性及如何在避免危险的前提下尝试按照其意愿行动。

再如，某位言语不清的认知障碍患者多次用筷子捅口腔，并且不能准确回答介护员工对原因的询问，经仔细查验口腔发现，其牙缝嵌有食物残渣，帮其清除后一切恢复了正常。如果介护员工不能较准确地判断其用筷子捅口腔这一行为的原因，不予处理，也许其就会因捅到咽喉而引发危险。因此，介护员工除仔细观察外，还要思考行为背后的真正问题，预防事故。

(3) 介护员工的精神紧张及压力的风险管理：在介护现场，介护员工易出现事故的原因有工作繁忙或处理方法不当等，常常出现精神紧张或压力过大，导致注意力分散、判断力降低、出错，最终导致事故发生。为避免此现象，需要团队及现场领导从风险管理角度进行协调疏通。介护员工避免产生"我实在已经尽力了"或"此刻的介护方法没有错"等想法，应考虑是否还有更好的办法、是否应该集思广益解决问题等。

(4) 强化与介护对象家属的信赖关系，共同预防事故：虽说入住养老院的年老体弱者难免会发生危险现象，但如果经常与前来探望介护对象的亲属沟通，从中了解并关注介护对象的内心变化，也可减少事故发生或将事故影响降到最低。在日本，几乎所有养老院都存在人手不足、工作量大、不可能 24 小时守在介护对象身边的情况。另外，即便能够 24 小时陪同介护对象，其也会感到不自在。因此，需要及时发现生活环境中的不安全因素并整改，通过定期会议及与介护对象或家属沟通，也能把预防事故措施的信息及时传递给他们，以取得理解。

(5) 预防事故需注意的要点：①据经验及知识预测；②现场环境改善，如杂物放置位置是否有碍老年人行走（拖布、椅子等）；③跌落（如老年人不愿麻烦他人，擅自去捡起掉的物品，可能因失去平衡摔倒而骨折）；④餐饮呛食，如因吞咽功能弱化，唾液或食物进入气管，或因炎症诱发等；⑤吃错药，如文字潦草、写错人名、前班调整用药后班未知晓等；⑥加强观察，及时发现老年人的身心变化；⑦预防发生火灾、洪水、地震，需关注广播，了解与灾害事故相关知识，提高预防意识。

(6) 发生问题后的对应程序：①确认老年人状况；②及时与周围各岗位同事联合组成团体应对；③立即向上级报告；④准确判断发生事故的种类、原因损伤状况，认真做好记录；⑤召开会议进行信息共享，找出问题，商讨预防对策；⑥严格做好事故报告，作为防止再发生及产生法律责任需要判明责任时的依据等。

(7) 事故报告格式内容

服务机构名称：①编号；②行政辖区；③机构名称及编号；④机构的种类；⑤地点；⑥联系方式。

介护对象的信息：①姓名、性别、年龄；②要介护等级、编号、自理程度。

事故概要：事故发生的时间、地点、程度、类别、事故说明等。

与介护对象及家属的沟通：①症状、入院说明；②包括家属、当事人、机构负责人的沟通纪要；③赔偿协商情况；④导致事故的原因、过程、教训、今后注意要点。

3．介护现场预防感染及对策

(1) 防止感染的 3 条原则：① 消除感染源：排泄物（呕吐物、尿便）；血液、咳痰、化脓伤口的脓液；接触性医疗器具、器材。勿用已接触以上 3 种感染源的手直接接触食品。② 切断感染途径：参考表 3-5 所示的各类感染途径、特点、菌种知识。平时，为防止感染传播，各养老院都在介护现场放置成盒的一次性薄膜手套，以方便介护员工随时更换使用。③ 提高免疫力：感染与否、是否出现症状，与人体免疫力有很大关系。低营养的人容易被感染并出现症状。

(2) 感染发生后的应对：及时准确地把握感染现场的实际情况，如环境、时间、地点、当事人症状等。去医院时，要确认医生的诊断结果及医治内容。防止感染扩大化。发生感染后，务必做好控制感染传播。为此，号召在场的人员按规范彻底洗手，使用一次性手套清除呕吐物、排泄物，根据情况戴口罩，避免职员变成感染传播者。根据医生的判断决定是否隔离感染者，使用消毒液进行彻底消毒。将感染物作为医疗垃圾处理。及时、如实上报主管部门。

表 3-5　各类感染途径、特点、菌种知识

感染途径	特　点	主要菌种
接触感染（包括经口感染）	通过触摸手指、餐具、器物把手等交叉感染，传染率高	引起急性肠炎的沙门菌、肠出血性大肠埃希菌、铜绿假单胞菌
飞沫感染	因咳嗽、喷嚏，通过飞沫传播	流感嗜血杆菌、风疹病毒，军团菌、结核杆菌、风疹病毒、水痘－带状疱疹病毒
血液媒介感染	通过被病原体感染的血液、体液、分泌物等传染	乙型肝炎病毒、丙型肝炎病毒、人类免疫缺陷病毒

（二）介护员工的自身健康管理

1. 健康管理的意义和目的

(1) 介护的特点：目前，介护行业的特点是人手不足，要求日趋严格，工作强度增加，针对人进行密切接触服务。面对介护自理能力差的介护对象时，身心消耗较大。另外，夜班等介护方式增加了介护员工体力消耗及精神压力，容易引发身心健康障碍。

(2) 介护员工的健康与服务质量：介护员工维持好自身健康非常重要。介护员工照顾好自己的身体、保持良好的身心状态，不但工作质量高，介护对象也感到安心；反之，当身体疲劳或较差时，介护员工对介护对象关注度不够，不但会影响工作质量，也会让介护对象担心并引发不安。

2. 健康管理的必要知识和技术　介护员工欲保持自己的身心时刻处于健康状态，需要掌握的健康管理知识。

(1) 心理健康管理：①能意识到自己感情的表现；②能根据实际情况适当考虑如何解决现实问题；③能与人及社会建立积极建设性的关系。

(2) 介护工作与心理压力：介护员工比较容易形成心理压力，2014—2015 年日本劳动部门进行调查，心理压力的形成原因及比例见表 3-6。同时，我们可以从此表中看出 2015 年比 2014 年形成压力的因素有所改善。

(3) 消除职业压力对策：科学地认识压力原因，正确管理好自身心理状况。学会调节及缓解压力的方法，如旅游、运动、阅读以及增加爱好等调节心情。工作与休

表 3-6　介护员工心理压力原因占比

序　号	形成压力因素	2014 年（%）	2015 年（%）
1	人手不足整体反应	64	50
2	工作量与收入不成正比	55.4	42.3
3	有薪休假保证不如意	45.8	34.4
4	体力劳动重（腰酸）	44.2	34.6
5	担心老年人夜间出问题	41	17.7
6	担心老年人出问题，精神紧张	35.9	27.9
7	得不到良好的休息	31.5	26.4

资料摘自日本厚生劳动省官网

息要张弛有度、劳逸结合。身边有无话不谈的朋友。参加介护行业举办的各类活动,尤其是类似介护现场案例研讨会,其作用在于抒发自己的困惑及压力、得到同行的良好建议、学到好经验及行业知识,从而增加行业归属感,调节情绪。

(4) 自我健康管理:要安心安全地做好介护工作,必须要保持身体健康,特别是骨、关节、肌肉的自我保护,需要严格防止工作中的感染。此外,介护员工最常见的职业病是腰疼,如不重视可引发慢性病。要善于运用介护现场的省力器具来减轻工作强度,如移动老年人的滑板、滑垫等。

照护中灵活运用减轻劳动强度的人体力学技巧,以减轻自己与介护对象的负担,介护现场中的人体力学应用技巧包括:①扩大基础支撑面,降低身体重心;②缩小与介护对象之间的重心距离;③充分利用大小腿的肌肉群;④缩小介护对象身体的体积,减少身体与床的摩擦面;⑤扶起卧床者时,巧用拉力,减少推力,减少摩擦力;⑥采取水平方向移动介护对象重心的方法;⑦保持身体及脚尖方向对着移动,避免身体扭动,可减少用力不稳及费力;⑧扶起或搬动介护对象时,以肘部为支点,可使用杠杆省力的原理。

3. 营造温馨安心的工作环境 在老龄化社会进展中,介护岗位的作用毋庸置疑,为实现老年人安心生活的社会,首先实现介护员工的健康,改善劳动环境愈发重要。

(1) 介护岗位的工作环境:日本养老院须按日本厚生劳动省规定实施以下劳动条件,确保及改善要点,旨在给员工提供身心健康及稳定的环境,减少员工流失。确保介护员工劳动条件的要点见表3-7。

(2) 政府强化补助,稳定行业人员:鉴于介护工作的重要性、急需性、稳定的必要性,政府对养老院采购设备,增加雇用等推出优惠及补助政策,以促进此行业员工队伍的稳定。具体包括:①针对员工队伍稳定雇佣关系的补助;②旨在改善劳动环境的介护福祉器械的补助;③给予哺乳期正常出勤员工补贴的养老院补助;④对鼓励哺乳期员工回归岗位给予补贴,对于减少离职率的企业给予补助。

(3) 劳动环境与介护员工的保护:针对一线员工身心健康,养老院采取以下安全卫生对策及增加福利待遇的措施:①定期实施健康查体;②设置卫生室及健康咨询室;③制订缓解腰痛、预防感染等维护健康的措施;④改善福利待遇,为强化雇佣关系稳定,实行定期增薪制度,为正式员工及非正式员工加入社保;⑤福利待遇也要考虑惠及合同制及临时工;⑥针对从事家务及育儿的小时工,适当设定灵活的工作方式;⑦严格遵守劳动法;⑧改善工作环境,尤其是引进智能养老器械,减少体力劳动。

表 3-7　确保介护员工劳动条件的要点

序　号	要　点	内　容
1	劳动条件	• 用文字明确表述劳动条件 • 明示劳动合同的更新条款
2	规章制度	• 制订规章制度，公布于众 • 规章制度不应与劳动法有抵触 • 要让每位员工了解规章制度
3	劳动时间	• 要合理合法地规定工作时间 • 据工作性质及法规灵活调整班次时间 • 按照劳动基准法第 36 条规定，工作时间为 8 小时／天，每周 40 小时，保证每周休息 1 天，加班时间每年不超过 720 小时，每月不超过 45 小时
4	间歇、休息日	• 在劳动法框架内做好安排并予以保证
5	工资	• 按劳动时间支付相应的报酬 • 确保加班及深夜补助到位 • 正常工资不得低于各地最低标准
6	有薪休假	• 按劳动法规定，就职 6 个月起有 10 天公休假，之后每年有增加（在不影响工作的情况下，员工因申请而不能被批准休有薪休假而辞职者逐年增多）
7	解雇及终止雇用	• 解雇及合同期满不再雇用时，一定提前通知并办理好手续 • 解雇时，一定履行好劳动合同法及合同内容
8	安全卫生的确保	• 建立工作环境卫生管理制度，确保员工有安全健康的工作环境 • 彻底执行每年体检制度 • 防止出现过度劳动影响健康的情况 • 努力杜绝工伤事故
9	人事及工资档案	• 完善人事及工资造册管理制度
10	劳动保险	• 贯彻各种相关保险制度

引自《介护基础2》

(4) 劳动安全法的基本原则：为使员工健康安全、舒心愉快地投入工作，必须严格执行国家各种法律：①最低工资保障法；②雇用保险法；③职场男女平等法；④劳动法为保护员工利益，设定了劳动者最低保障（包括每天工作 8 小时，每周工作 40 小时，保障每 6 小时有 45 分钟休息，每 8 小时有 1 小时的中间休息，对产孕妇保障产前 6 周至产后 8 周不得强制工作等）；⑤产假法（细化孕产期女性的福利待遇，不得辞退孕产期女性等）；⑥劳动安全卫生法（为防止工伤，保障工作环境的安全，2014 年增加了防止在工作场所被动吸烟及心理压力确认制度，以及规定了企业主的责任、健康促进措施、安全卫生管理体制、建立卫生委员会，介护员工 50 人以上配备 1 名医生等）。

对于以上的介护岗位的安全及风险管理，也许日本的相关规定不如国内齐全，但是否能真正、认真地落实，决定行业或事业是否能良性发展的关键。

第4章 介护理念及员工素养

一、日本介护相关法规及理念

1. 介护职业伦理道德依据 如框 4-1 所示，其源自日本社会福祉士及介护福祉士法，也被视为介护职业伦理道德的依据。

2. 日本介护福祉士学会伦理纲领 1994 年，日本介护福祉士学会根据厚生劳动省专员及法律专家的意见，制订了伦理纲领。1995 年，为提高介护福祉士的专业技能和规范，以及具有日本国家介护福祉士资格人员的职业伦理，要求介护福祉士履行日本介护福祉士协会伦理纲领宣言手续。该伦理纲领主要有以下 7 点内容。

(1) 维护每个人的人权，尊重他们所向往的愉快生活及对养老的一切自我选择，并为此提供旨在自立的福祉服务。

(2) 作为介护福祉士，应不断学习新的专业知识，对服务技术精益求精，培养自己丰富的感性及准确的判断力，以精准的洞察力为介护对象提供专业的服务。

(3) 不可将介护服务期间获得的介护对象隐私及秘密外泄。

(4) 为提供最合适的介护服务，应与医疗、保健等职业同人做好密切配合。

(5) 为提高介护对象的生活质量，准确把握介护对象生活服务上的真正需求，为满足其愿望需确认准确，慎重实施。

框 4-1　介护职业伦理道德依据

44 条：忠实义务，保持自尊，为使介护对象恢复日常自立生活要站在对方立场，忠实履行职责。

45 条：禁止失信的行为，自己言行不得损害该岗位资格的信誉。

46 条：严守私密的义务，在该岗位或离开该岗位后，均不得泄露履行职责期间获得的介护对象隐私及秘密。

以上三条反映介护员工站在介护对象角度思考履行职责、保密、信誉等有关理念与规范职业道德的基本素养。

引自《介护职员出任者研修教材》

(6) 作为介护福祉士,为了解当地介护实际问题,应积极广泛地接触居民,努力协助改善并提高介护效果。

(7) 为使所有介护对象将来能够享受安心及高质量的介护服务,介护福祉士应不断强化自身学习,提高介护水平,并积极培养后辈人才。

3. 日本介护保险制度的基本理念

(1) 维护介护对象的尊严:对因衰老或疾病导致在洗澡、排泄、饮食等方面不能自理且依赖提供介护、康复训练及医疗的介护对象,都要以维护其尊严为前提,根据他们残存的自理能力,提供有利于他们走向自立的相应服务。

(2) 始终贯彻预防为主:对于已经进入需要介护的介护对象所提供的介护服务重点要加强康复训练,利用医疗手段,努力维持其残留的自理能力,延缓介护对象介护等级的加重。

(3) 强化医养结合:在提供介护服务时,根据介护对象的需求,提供方便、及时的医养结合服务。

(4) 尊重介护对象的服务需求与选择,并为之提供相应的介护服务:介护对象根据自己的实际情况,选择适合自己需要的介护项目,介护服务机构在平等公正的前提下,为其提供系统化、人性化的服务。鼓励民间企业参与多样化养老服务机构。鼓励自立性日常生活的居家养老。养老保险制度体系提倡根据介护对象自理能力,在可能范围内鼓励居家养老,并提供可自立居家生活的各种介护服务。

(5) 全民参保,社会大协作。很多人在晚年或因其他因素而需要介护,因此,为保障国民生活质量的提升,介护负担应由个人、各级政府等承担。

二、权益与自尊

为落实介护相关法规及理念,介护员工应时刻保持以下认知。

1. 维护介护对象的权益 在日本,对介护行业的从业人员要求秉持维护介护对象的权益。

(1) 彻底贯彻以介护对象为主体观念:介护员工要把处于弱势的自理能力差,甚至不能自理的介护对象,视为正常具有生存权的主体,使其正视自己为正常人的观念,尊重其一切权利和意愿。

(2) 时刻想到介护对象及亲属的权益:以介护对象应有的被介护权为基础,为让其本人及亲属也有权充分享受介护福祉保险制度的红利而努力。

(3) 防止损害介护对象权益的行为:介护对象一般为年老体弱的弱势群体,其权益很容易受到损害,故介护从业人员除了帮介护对象摆脱包括家属在内的干扰外,还要帮助介护对象争取生存权益，并尊重其自主选择权。

(4) 加强团队配合意识：强化各职能岗位的默契配合，争取将各职业的专长为随时关照好介护对象而发挥出最大作用。

2. 将维护介护对象权益及尊严融于日常介护工作　即便是不能自理的介护对象，也拥有正常人一样生活的权力。但现实中，日本养老院的介护对象在接受介护服务时，多有"给你添麻烦了""如果没你关照，我什么也做不了""太对不起了""实在谢谢你"等心理，这说明其内心已经认为自己在没有别人帮助的情况下无能为力，已经失去了自信。此时，介护员工应鼓励、表扬其动手能力，适当让其做点力所能及的事情（如叠手巾等作业），让他感到自己还有用，这也是维护介护对象尊严及权益的体现。要体现日本养老理念的优越性，需要介护员工在日常介护服务中将养老理念通过无微不至的关怀，满足介护对象的生活质量。

3. 理解介护对象的心理活动　多年来，通过与日本及中国养老行业人士及介护对象的交流，笔者认为，对介护对象心理活动的理解，直接关系到介护对象的自尊和生命质量。如果介护员工在现场能真正理解介护对象的心理，并对介护对象感同身受，必将获得介护对象的满意及对介护服务的配合。

介护对象最令人痛心的是被忽视。其实，不只是介护对象，任何人被无视都会感到难过。因此，介护中慰藉老年人也可以通过触摸肌肤来实现。在养老院经常看到介护员工抚摸老年人的手，以使介护对象的不安得到平复。

介护对象的悲哀是被视为多余的人，所以日本养老院的介护服务不是包办介护对象需要的任何事，而是鼓励介护对象一起做，让他们感到自己还能做事，是有用的。

介护服务人员一定要善待每一位介护对象，这是介护工作最基本的职业道德。

4. 鼓励介护对象自主选择　介护的原则是以介护对象为主体，帮助他们自立，使其按自己的意愿选择自己的生活。介护员工对介护对象最好不说"你要自立""要坚持""加油"等言语，因为这些言语会让他们感到自己不行，应该帮助介护对象从内心树立坚强的信念，恢复自信心。

5. 保护介护对象的隐私　个人隐私也属于基本人权保护范畴，包括介护对象的姓名、生日、住所，不可对外泄露。在介护现场，给介护对象洗浴时，要考虑到他们的自尊，有不愿被看到隐私部位的羞耻心，要采取遮盖的措施。在养老设施内，要保证介护对象有个人空间和独处时间。

三、国际介护理念相关概念

1. **国际功能、残疾和健康分类**　国际功能、残疾和健康分类（international

classification of functioning disability and health，ICF）是 2001 年 5 月世界卫生组织采用的国际通用词汇，包括了健康状态、身体功能和身体构造、各种社会活动、环境因素、个人因素 5 个方面，是判断人体生活功能与障碍的分类方法。

ICF 取代了国际障碍分类（ICIDH），其积极意义是从正能量的观点分析，不否定残障者，拂去了社会对残障者的偏见（见第 11 章）。

2. 日常生活活动能力　日常生活活动能力（activities of daily living，ADL）是康复医学用语，指日常生活中，人体各部位原本具有的基本动作功能的能力。例如，餐饮时手能持调羹、嘴可张合、有吞咽功能，如此多个部位正常发挥其功能，完成餐饮动作过程，保证人体所需营养。如果在饮食过程中，任何一个环节发生障碍，就无法顺利保证人体所需营养。同理，走路、排泄、穿衣等日常生活中所必要的动作，也与身体功能是否正常密不可分，都是 ADL 的体现。

3. 生命质量　生命质量（quality of life，QoL）的概念源于医学上不治之症的末期，不仅涉及如何延长生存期，更应该重视生存期的质量，并由此提出生存期的介护不仅要注重 ADL，更应该尊重生命质量。换句话说，介护的目的不仅在于帮助恢复介护对象身体功能的 ADL，更是为了提高他们的生命质量。当 ADL 强，则介护对象没有被忽视，不认为自己是多余无用的。需注意维护介护对象习惯的生活空间与用品。在养老院介护对象的房间内，允许并鼓励其使用自己喜欢的纪念品、照片、餐具、摆设等，享受兴趣爱好。介护员工需对介护对象具有同理心，这不但要求介护员工有丰富的想象力和知识，还要具备宽广的胸怀，经常站在介护对象的立场考虑问题，让介护对象有遇到知音的愉快感。

4. 残障者及体弱介护对象的"心理正常化介护"　"心理正常化介护"一词来自英语"normalization"，直译为"正常化""标准化"，但在养老介护领域，该词的含义是通过对残障者及自理能力弱的介护对象进行介护服务，使他们从心理上认为自己与正常人有一样的生活。

此观点的倡导者是丹麦人 Bank-Mikkelsen，随着该观念的普及，失能介护对象看到了人生希望，也推进了联合国失能者权力条约的签署（2014 年），保障失能介护对象得到正常生活状态，赋予失能介护对象正常老年人平等的生活条件和权力，使其更有尊严感。

日本在引进"normalization"这个词汇之初，用了原文发音，作为外来语直接使用，并在介护专业课程及词典中对该词义进行了注释，以便读者充分理解并掌握该词的含义。笔者认为，对于中国养老领域，在相关专家给出更恰当的翻译之前不妨直译，并从养老介护学科角度考虑其含义，可参考"身心正常化介护"（或"介护对象身心正常化"）等。

尽管残障者及自理能力较弱的介护对象多数症状不可逆，但在介护服务理念下，通过身心正常化介护，以及利用保障残障出行方便的无障碍公共设施、器具、障碍辅助设施（如盲道、无障碍电梯按钮及斜坡路、残障者全自动车等设施），使他们能克服身体上的障碍，不需要别人帮助就能够无障碍生存，提高他们的自尊。

四、虐待及禁锢

1. 虐待种类的划分

(1) 身体虐待：导致外伤及令人生畏的暴行。

(2) 心理虐待：粗言粗语、无视或拒绝介护导致心理创伤的言行。

(3) 放弃介护：加速介护对象身体衰弱，减少喂食，长时间懈怠介护工作。

(4) 经济虐待：不正当处理介护对象财产，从介护对象财产中获取不当利益。

(5) 性虐待：对介护对象实施或让介护对象实施猥亵的行为。

2. 日本虐待现状及对策

(1) 虐待状况：据日本厚生劳动省 2023 年 12 月 22 日公布，2022 年，养老机构员工的虐待达到 856 件，比前一年增加了 15.8%，投诉 2795 件，增加了 16.9%。这些虐待多发生在特养类型的养老机构。多数为身体虐待。一半以上的受害者为女性、要介护 3 级以上的。究其虐待的原因，来自教育、知识、介护技术的最多，为 56.1%，其他为来自员工压力、感情难控、职场风气、人际关系、管理等问题。在确定的 856 件虐待中，来自同一个养老机构的占了 182 件。因此，预防和杜绝虐待现象迫在眉睫。

(2) 2018 年，日本厚生劳动省针对虐待介护对象的调查结果如表 4-1 所示。

(3) 虐待原因：介护员工在工作中身心疲惫、精神压力大、患病、经济困境导致心理障碍，并将此转嫁到介护对象身上，特别是那些自理能力差、不配合介护的介

表 4-1　介护对象虐待统计结果

发生年份	养老机构		亲属家庭	
	倾诉、报案数	判定虐待数	倾诉、报案数	判定虐待数
2017 年	1898 件	510 件	30 040 件	17 078 件
2018 年	2187 件	621 件	32 231 件	17 249 件
增减数 / 增减率	289 件 /15.2%	111 件 /21.8%	2191 件 /7.3%	171 件 /1.0%

引自日本厚生劳动省官网

护对象更容易受到虐待。

(4) 措施：日本为防止及制止虐待、禁锢，采取立法等系列措施。2005 年，通过《高龄者虐待防止法》，2006 年实施。日本法律规定，在介护工作中，上报虐待现象最为优先，须在发生的第一时间即刻报告。2011 年公布《残障虐待防止法》，2012 年实施。日本国家、地方、公共团体在接到受虐待介护对象申诉时，必须在第一时间迅速采取应急手段，启动预案体系，立即奔赴现场进行阻止及保护处理。为防止虐待，期待国民积极参与协助防止虐待，及时检举报案，支援受虐待者，协助杜绝虐待行为。日本各级机构重视早期发现及时处理。日本各部门、机构互相协调支援。日本各级政府机构均设立举报窗口。

3. 介护工作中的禁锢、虐待现象

(1) 对介护对象采取的禁锢行为：为防介护对象跌倒或四处徘徊带来麻烦，将其身体及四肢绑在轮椅或床上；为防止介护对象拔掉点滴及鼻饲管，绑住其四肢；为防止介护对象自己下床，使用护栏将其四周围住；为防止介护对象过度抓痒，为其戴上限制手指功能的手套；为不使介护对象站起或从椅子上滑落，用 Y 形带、腰带将其捆绑在椅子或桌子边；对有站立能力的介护对象，使用限制其站立的椅子；为限制随意脱衣或脱掉纸尿裤，令其穿着上下连体的特制服装；为使介护对象安静，过度给予其镇静药；非介护对象本人意愿，将其隔离在打不开门的室内。

(2) 禁锢行为的后果

身体：关节被捆绑造成肌肉力量弱化、局部摩擦，压迫造成类似压疮伤害，而导致身体功能低下；食欲缺乏造成心肺功能和身体免疫力下降；被固定在轮椅上会导致其试图站起来时容易摔倒；下地时越过有围栏的床，可使介护对象摔倒，导致窒息等。

精神：给介护对象带来巨大的心理痛苦，损害自尊；可能导致介护对象认知障碍加重，出现谵妄（意识模糊、短暂精神错乱）等；给介护对象家属带来痛苦；介护员工对介护工作失去信心，导致职场气氛不佳、情绪低落。

社会：养老介护机构信誉降低，引发社会偏见；介护对象身心功能降低，甚至产生医疗处置费用，增加国家养老负担。

禁锢、虐待行为是对介护对象身心的伤害，与原本介护工作追求的恢复介护对象功能的初衷背道而驰。不过凡事都有例外，以下 3 种情况可以限制介护对象的人身自由，但其前提是介护对象在入住养老院时必须签署同意书：①紧迫性，即发现介护对象有伤害自己或他人，并有可能危及性命时；②非替代性，即如不限制其人身自由，没有别的办法阻止其施暴；③暂时性，即当介护对象度过亢奋期，趋于平静时，应立即解除对介护对象的人身限制。

此外，在解除介护对象限制后，应做好以下对应措施：①详细、如实记录在限制其身体自由期间，介护对象身心状态、症状、持续时间；②如实记录不得不限制介护对象人身自由的理由；③及时汇报给上级，在相关会议上公开，供所有员工了解；④认真、充分地向家属说明理由，并取得其理解。

五、旨在自立的介护

在本书所涉及的养老介护领域中所说的"自理"与"自立"是两个不同的概念。

自理：人们在生活中自己照料自己的行为能力。在生活上能自己处理日常生活琐事，如做饭、吃饭、打扫卫生、购物、洗澡、如厕、行走等。

自立：个人按照自己的意愿，自己决定、自己选择如何实施想做的事情，包括身体自立、精神自立、社会自立等。

自理体现的是能否完成某个动作，而自立体现的是介护对象对人生价值、回归社会的渴望，以及介护保险制度的理念。

自立需要以自律为前提，即参照自己的理念、价值观及社会规范来决定是否该采取某种行为。自理能力不同程度地影响着自立性；自立程度也取决于自理能力和介护支援所创造的环境（如有利于介护对象的介护质量及介护器具）。

1. 自立与介护　提到自立帮助，通常人们会想到介护对象在介护员工帮助下，提高自理能力，但按介护工作的要求，其目标并不仅仅如此，还要正确理解为如何帮介护对象真正实现自立的效果。

假设一名介护对象按照自己的意愿，在接受介护员工的照护下，用 15 分钟穿好衣服，外出参加社会活动；而另一名介护对象靠自己的自理能力，用 2 小时穿好衣服，然后呆坐在室内。按照介护工作是为了让介护对象提高自立效果至回归社会的理念，前一名介护对象参加了社会活动，更能体现出符合自己参加社会活动意愿的自立和生命质量；后一名介护对象虽然发掘了自己的潜在自理能力，但体现其回归社会的自立价值要小得多。所以介护工作的理念在于，帮助介护对象提高自立意识及效果，参与或回归社会。

(1) 自立与依赖：对从事介护工作员工而言，最重要的不是在介护对象的自立与依赖中简单地二选一，而是要认真观察介护对象在积极自立与消极自立之间的选择。即便面对一位在生活基本活动方面依赖介护的介护对象，并非就断定其不能自立，应考虑到如果改善介护方式或环境，根据该介护对象具体情况，能否做出积极自立的选择。这对介护对象的情况改善可起到积极的效果。

(2) 自立与自我选择和决定：一般情况下，没有人喜欢被强迫做事，也不喜欢被限制做事。日本的介护工作中，多数介护对象不是自己选择做与不做，而是受日常生活活动的自理能力的制约，甚至想做却无能为力。

正常人按照社会规范及自我的价值观，决定是否进行某件事情，这种理性决定被称之为自律表现。根据这种自我决定来选择是否或如何接受介护服务，被称之为自律生活。因此，"自立"可理解为，无论接受何种程度的介护服务，都应由介护对象自我选择、自我决定，同时也是介护对象在自我责任的前提下，选择符合自己能力和生活的介护方式。

2. 旨在自立的欲望与动机

(1) 动机与欲望：一般人在采取行动前，存在与行动相符的动机。在此动机下，这些所想就是其行动的欲望。介护工作帮助介护对象自立的意义在于，提高他们生活的欲望，帮助他们维持作为正常人应有的尊严。为此，介护员工需时刻考虑应该给予介护对象的恰当帮助。

(2) 意愿与行动：人为了满足自己的欲望，都会在力所能及的范围内采取某种行动去实现。自理能力差的介护对象能否实现自己的欲望，在于介护员工对他们的帮助对其尝试采取的行动产生的影响。

(3) 积极性与行动：欲望催生了行动的积极性，并与付诸行动密切相连。一般来说，如果介护对象改善了日常生活活动能力，欲望及行动也会随之提高，不管其是否有能力达成愿望，介护员工都要鼓励并帮助其付诸行动。令人满意的行动结果会带来实现欲望的满足，而介护对象在介护员工帮助下去实现愿望的过程体现了介护保险制度理念的价值。

从欲望与行动的演变关系看，有以下 3 种情况：①当介护对象能得到介护帮助时，介护对象产生动机→渴望付诸行动→ADL 弱→获得帮助→辅助行动→欲望增强→介护帮助→付诸行动→如愿以偿→产生新的欲望→期待重复→生命质量提高；②当介护对象不具备介护服务的条件时，其自立的欲望、动机、行动都会急剧下降，生命质量自然也不会高；③尽管具备介护帮助条件，但在实施与①相同的从动机至付诸行动的过程中，无论哪一个环节不能实施，其最终结果都会与②一样，其自立的动机、欲望、行动等降低。

(4) 行动结果与激发自立的积极性：如果上述积极性与行动是良性循环并能持续，介护对象的自立信心及能力都会得到提高，精神面貌及生命质量也会得到提升，并会产生新的欲望，由此介护的目的得以实现。反之，失去信心，即使介护对象得到建议并获得介护帮助，也可能表现出兴趣缺乏，从而失去自立的信心。因此，要帮助介护对象提高自立的意愿，不要勉强介护对象做不想做的事。

(5) 帮助实现自立的原则：介护员工是否需要帮助介护对象自立，首先是取决于介护对象的意愿。如果介护员工不了解他们是否有自立的意愿，一厢情愿地要帮助其实现自立，这对于没有自立意愿者，有可能涉及伤害其人权及尊严的问题。因此，关于帮助介护对象实现自立的重要原则，首先要观察了解介护对象是否有提高自立的意愿。只有向有较强意愿去实现自立的介护对象提供其力所不及的帮助，更能体现旨在自立的介护服务的价值。

3. 激发残存能力

(1) 残存能力：介护对象灵活运用还没有彻底颓废的身体功能，自我完成生活所需动作的能力。这种残存能力可利用完善的环境条件，以及借助适合器械帮助，进一步发挥能力。

介护对象会因个人体质、生活习惯、疾病等持有不同的残存能力。因此，介护员工在实施介护服务时，不可对每个人采取同样的介护帮助，要细心观察逐一甄别，按照规定程序给予评估后，所实施的介护要因人而异，助其发挥残存能力，以提高其生存的尊严和信心。

(2) 正进行的动作能力与能够做的能力：在过去的介护工作中，出现了过度介护的现象。这剥夺了部分介护对象自己动手的欲望和能力。因此，介护员工需要准确把握和区别介护对象正在做的事情及能够做的事情。介护工作的目的是激发其尽可能地积极发挥残存能力，以期待介护对象能回归正常生活。作为介护员工，不可只盯住介护对象的失能部位或其不能做什么，而是要观察其身体哪些功能可被激发出来。根据介护对象自身特点逐一评价，不断修改介护计划，更多地增加介护对象自己做事情的范围，这是介护的核心价值。

4. 防止要介护等级的加重

(1) 介护预防：日本介护保险法第 4 条规定，国民为预防身心自理程度下滑，从而导致重度需介护级别，日常要努力锻炼及进行预防。即便已经进入要介护状态，也可通过积极的康复提高身心功能，防止情况加重。

在每 3 年 1 次的介护保险法修改中，计划到 2025 年通过实现社区联网的居住、医疗、介护、预防、生活援助为一体的社区综合介护系统，为大多数进入重度要介护等级的介护对象（在日本，1945 年后出生的"婴儿潮"一代，届时基本达到 75 岁及以上）创造良好的晚年生活。这种介护预防不是以重视传统的身心功能改善为目的，而是按照 ICF 的理念，将重点放在活动与参与，以广泛增加介护对象与所熟悉社区环境的交流。

为防止介护对象需要介护状态的恶化，维持其自立的日常生活的持续化，介护员工要时刻把握他们的身心变化，不得持有"与其让老年人自己慢腾腾做事、浪费时间，不如介护员工代替他们做更加简单"之类的想法，这种想法与"防止利用者恶化"的思想往往适得其反。因此，要仔细观察介护对象的变化，既不可过度介护，又要根据他们对自立介护的意愿，给予适当的帮助。

(2) 因人而异的人性化介护及技术性个别介护：根据介护对象身心情况的不同，实施个性化介护。例如，认知障碍的患者吞咽功能正常，但餐饮过程中，常常玩弄餐具或食物，拒绝介护员工的帮助。介护员工为使其安心进食，需向认知障碍等方面的专家请教应对措施，增加对患者心理活动的理解，尝试为其更换能稳定且能适应的餐具（因为每个人对于餐具的颜色、形状、材料的喜好不同），改变餐饮环境，必要时协调其家属商讨对策。这些介护措施没有普遍性，属于个性化介护。

(3) 生活性个别介护：根据介护对象家族史及亲属状况，给予个别的生活介护。例如，某男性老年人脑梗死急救后出现半身不遂的后遗症，出院后，老伴及女儿一边工作，一边轮流照顾。然而，后来其妻子查出癌症住了院。女儿要工作又要照顾住院的母亲，不能同时照顾父亲。经介护策划师重新评估后，父亲被安排暂时入住短期养老机构，给予生活介护。此案例体现了在介护对象出现介护环境变化时（此处指照护父亲的母亲患病的变化），及时采取措施，补充其生活能力不足，避免餐饮生活欠缺，稳定内心不安。

本章从法律、规范、观念、概念等几个方面对日本社会养老行业的职业道德、行业法规及法律进行了阐述。

目前，在世界范围内有一种共识——日本养老做得好。有人说日本养老理念先进，有人说日本介护服务科学，也有人说机器人或智能适老器具作用大。在此，笔者认为，以上日本所提倡的法律、规范、观念、概念及社会养老行业的职业道德、行业法规对我们来讲似乎属于一般职业道德范畴，一看都懂，并无高不可攀的玄妙之处，不足为奇。既然如此为何他们能得到世界范围的认可？简单讲，就是从员工到管理者乃至行政监督部门严格按照规章制度办事到何种程度。我国的养老服务不仅需要制订规章制度和学会介护服务的实操技术，更重要的是需要培养遵规守法的精神。行政监督者需做到有法可依，违法必究，在养老服务上做到严格执行，认真管理。

第5章 介护岗位的沟通交流

一、介护岗位交流的基础

介护岗位的沟通与交流主要指介护员工与介护对象及其家属的互动。这种互动的主要作用：一是互相传递信息；二是加深对彼此的了解及理解，以提供更温馨的服务。但在介护服务现场，老年人及残障者可能存在某些功能性沟通障碍，甚至不能表达自己的诉求。因此，需要介护员工掌握如何与介护对象沟通与交流的技巧。

人与人通过交流，可以彼此增进理解，达到心心相通的目的。交流不是单行线，需重视介护员工与介护对象双方的互相交流，彼此都是参与介护过程的主体。介护员工为更有效地服务于介护对象，在了解他们的同时也要了解自己，而在与介护对象相互交流的过程中也是了解自己的过程。

二、交流方式

学会有效的交流技巧，是介护员工应具备的基本素质。

1. 摆正自己的位置　介护员工要不断审视内心，以做好介护交流的前提，确立自己的对应方式。例如，要认识到介护对象曾为社会的发展做出了应有的贡献，值得被尊重。尽管他们身心已经衰退，但作为介护员工，需要做的是服务好他们。介护员工要充分了解自己，而要充分了解自己的机会就存在于提供介护服务的介护员工与接受服务的介护对象的关系之中。现场的介护服务过程可给予介护员工很多发现及改善自己的机会。这种工作状态与正常生活中的自己性格有何不同，是否有利于与介护对象维持良好的交流效果，需要介护员工正确认识并进行适当调整。

2. 明确自己的意思　沟通方式包括语言和非语言两种途径。语言途径包括有声表达和书写表达；非语言途径有手势、姿势、表情、身体接触、香味、服饰、发型等。介护员工可根据介护对象的年龄、性别、地域性文化，向对方明确传递自己要表达的意思。在介护工作中，语言途径占 20%～30%，非语言途径占70%～80%。沉默作为一种独特的信息传递方式，传递了比语言更多的内容。

在日常介护工作中，介护员工需要注意介护对象是否有出现相互矛盾的表达，以便准确把握他们的心理变化，给予恰当的关怀。例如，介护员工询问刚入住的介护对象："入住 2 周感觉怎样，习惯了吗？"得到的回应如果是"还行，大家对我照顾得不错"时，还要观察其非语言途径表达的意思，因为尽管其回答可看作为一种积极、肯定的表述，但其肢体语言可能有两种情况：①声音爽朗、笑容满面的肯定式回答；②低声、垂头、表情僵硬的敷衍式回答。如果介护员工注意到表达时的非语言途径表达，并了解到介护对象的真实想法，然后采取应对措施，则介护对象也许以后会积极配合介护工作，介护效果也会更好。

3. 适当向介护对象敞开心扉　适当向介护对象敞开心扉，可以取得介护对象的信任，也可探知他们的心理需求，有利于为他们提供最佳的介护服务。

4. 倾听与提高交流技巧　倾听不仅指洗耳恭听介护对象的语言表达，更要具备深挖语言背后所表达意思的能力，并据此考虑如何为介护对象提供所需的服务。

5. 如实表达对介护对象的情绪　无论介护员工的情绪是积极的还是消极的，都要清晰认识到在某种程度内，偶尔向介护对象适当地表达真实的情绪，常常会换取介护对象的信任及良好配合，有利于介护服务达到更高的质量。

6. 要经常促膝长谈　介护员工在介护服务中要接受并理解介护对象想表达的意思和内容，予以积极回应及配合，其结果有利于介护员工与介护对象之间迅速形成信赖关系。

7. 重视提问的技巧与达到的效果　需根据想达到的服务效果巧妙地运用提问技巧，包括开放式提问、封闭式提问及重复性提问。介护员工与弱势一方的介护对象相处，欲达到舒适交流的目的，要做好以下要求。

(1) 自我认识：要客观地认识到，某些介护服务可能并非符合介护员工的价值观、情感，但不要让自己的负面情绪影响到介护对象。

(2) 善于倾听：为了解介护对象的情感，心平气和地倾听很重要，认真理解介护对象表达的内容，并与之沟通，实现互动，并让介护对象感到心情舒畅。

(3) 熟悉介护对象的情况：熟悉介护对象及其家属的年龄、观点、经验等情况，有利于为交流为奠定基础。

(4) 同理心不等于迎合：任何人对"知己"式的交流都会感到愉快。介护员工若对介护对象的观点没有反馈，会使介护对象兴趣索然。因此，介护员工需要表现出自然、恰到好处的反馈。然而，这种认同表现并非是毫无底线地满足其要求，而是巧妙地利用语言途径及非语言途径对介护对象表达自己在倾听，并理解其要表达的内容。

（5）以诚为本，以礼相待：明确区分熟不拘礼与信赖关系的不同。在持续的介护交流工作中，介护员工与介护对象熟悉后，常直呼对方绰号或姓名，忽略用敬语，看似关系密切的朋友。但不同的介护对象心理反应存在不同，需区别对待，不能千篇一律。绝大多数介护对象都比介护员工年长，是介护员工的前辈，要注意分寸切勿强势。即便是常年关系密切的介护对象，也不要混淆了服务与被服务的关系，心怀敬意才能达到交流的目的，扎实地做好每项服务。

8. 交流时的 5 个动作技巧——SOLER

（1）SOLER 的构成及意义：SOLER 由美国心理学学者 Egan G. 提出，是与人沟通的理论。具体运用在介护岗位上，体现为用 5 个动作技巧向介护对象传递 1 个信息，即"我时刻在关心你"。表 5-1 展示了 SOLER 的构成及意义。

表 5-1　SOLER 的构成及意义

首字母	英文单词	中文表达	介护交流的意义
S	squarely	正面、直接	介护员工位于介护对象正面，使其安心
O	open	开放、不隐藏	让介护对象感到介护员工对其敞开心扉、密切关注
L	lean	前倾、靠近	姿势前倾，适当靠近介护对象，传递随叫随到的意愿，使其感到安心
E	eye	眼、视觉、视线	介护员工的视线角度、强弱、持续时间均要使介护对象感到舒适
R	relaxed	舒畅、轻松、惬意	使介护对象轻松、舒适

（2）SOLER 的含义及应用

S：与介护对象相处要面对面。介护员工与介护对象面对面，给介护对象一种"介护员工总在我身边"的印象，使其安心。反之，介护对象会感到没人关心自己。老年人比年轻人敏感得多，一般都存在害怕寂寞、缺乏安全感，甚至有些老年人不让子女或照顾自己的人脱离视线，总是有事无事地呼叫他们，介护员工要理解老年人这一心理特点。

对此，笔者有格外深刻的体会。当年照顾母亲时，我在书房看书或写东西，母亲时常会在她自己屋里喊我过去，可是当我过去问她有何事时，她常常会回答一些没有丝毫必要的理由，然后与你谈一些无关紧要的事情。当时，我会感到不可思议，事后才理解这是她一个人单独在一个空无一人的房间过于寂寞，到了身体虚弱且一定年龄时会有恐惧感，需要有人陪伴。

O：开放的姿态。老年介护对象对介护员工表现出的态度是开放或封闭的表现非常敏感。若介护员工做出双臂交叉、叉腰等动作时，他会产生"这个介护员工可能对我有成见""他不想听我说话""很了不起的样子，绝对不会理解我"等误会。若介护员工表现出封闭及爱答不理的态度，介护对象也会产生"这家伙对我根本不会关心"的排斥状态。因此，介护员工需要以开放的姿态与介护对象交流，可以起到安慰敏感老人的作用。

L：身体向介护对象前倾。无论与介护对象交流还是服务时，尽量让身体向介护对象倾斜，这种非语言的姿势向介护对象传达了"我时刻与你在一起，随叫随到"的含义。如陪着介护对象散步聊天时，尽管已经听清了其声音，仍让身体前倾同时附和，介护对象会感到很满足，甚至还会产生"介护者都很忙，今天就到这里吧"的念头。因此，前倾的动作会得到介护对象理解及配合。

E：把握好眼神及视线的恰当性。适当处理好视线的频度、长短、视线离合时机、对视的强弱及方向，非常有讲究。虽然各国的文化、风俗并不相同，但与介护对象交流时如果不眨眼地看对方、盯着某一个部位或对话的同时左顾右盼等，都会让对方感到不愉快。

R：营造轻松愉快的环境。介护员工通过自己愉悦的表情及良好的情绪感染介护对象，使他们也得到轻松愉快的效果。在介护现场，根据 Biestek 七原则中"容纳原则"，介护员工应首先是介护对象的倾听者。因此，介护员工需要学会耐心倾听自己不感兴趣的话题，并且不能表现出来，这也是一种良好的素养。因为当介护对象感受到介护员工对话题不感兴趣时，会控制自己，表现出欲言又止，影响到介护对象的情绪。记得有一个小品，表现的是孙子对爷爷絮絮叨叨反复给自己讲述一件众所周知的故事不耐烦，让爷爷非常不愉快。后来在爸爸的教育下，孙子对于爷爷仍旧讲那件故事时，表现出一副初次听说且兴趣盎然的表情，此刻爷爷才露出快乐的表情。

根据 SOLER 理论，人们在相互交流中，听、说双方都会不自觉地通过肢体语言向对方传送一种暗示，这种肢体语言是一种不由自主地真实心理反应。因此，介护服务时，应按照 SOLER 的 5 个动作技巧，特别是动作、手势、视线、语音等肢体语言表达，会传递给介护对象交流愉快的感受。在介护对象眼中，介护员工的交流水平取决于语言途径和非语言途径的技巧，而要自然地表现好 SOLER 的 5 个动作技巧，机械模仿是不行的。绝对不可持有"SOLO"（唱独角戏、独奏、独唱、独自表演）

的习惯，在年老体弱的介护对象面前，应以介护对象为主体，不能有一切以介护员工为主、一味要求介护对象配合、不倾听介护对象心声的情况。否则，介护对象不会配合，也会产生不愉快，无法实现提高介护对象生命质量的介护理念。

(3) SOLER 觉悟：从世界各国养老行业的现状看，当前难以解决的问题是养老行业员工不足，甚至不能满足最基本的介护服务需求，更不可能以高觉悟对待介护工作。正因为如此，养老行业员工的高觉悟才能说明一个国家的先进与文明程度。一个国家是否发达的标志，不能只看硬件的发展，更要看其是否具备良好的人民福祉保障系统，以及老年人是否拥有高质量生活。

三、Biestek七原则

1. **Biestek 七原则的背景**　讨论 Biestek 七原则前，先要提一下 "casework"，其直译为 "个案工作"，可理解为个别帮助技术或基于因人而异所采取的量体裁衣的帮助技术，在此暂且简称为 "个别帮扶"。它起源于 19 世纪后期英国社会的需求。当时，英国的慈善组织协会开展了爱心援助工作者走访帮助贫困者的慈善事业，并对所派遣的访问工作者进行了培训，传授专门的工作方法及原则。这一事业于 20 世纪 20 年代后半期在美国得以发展，并形成理论体系。在此服务实践中，他们对如何改善贫困者的诸多生存问题（生活困难、社会生活需求的实现等）及如何与之交流的方法进行了各种摸索总结。在个别帮扶的原则下，归纳出了 Biestek 七原则。

Biestek 七原则来自美国的 "个别帮扶" 组织中的社会福祉学者 Felix P. Biestek 在 1957 年出版的 *The Casework Relationship*。该原则至今仍被国际认可，并被应用于针对年老体弱为主的介护服务心理沟通技巧中。

2. **Biestek 七原则的内容及应用**　Biestek 七原则的内容包括个别化、自由表露、控制情绪、容纳、非评判、自己决定、保密。笔者将从理解秉持 Biestek 七原则及其意义、做好养老介护工作、与老年人建立好信赖关系的角度逐一介绍。

(1) 个别化原则

内容：介护员工必须理解介护对象的情况因人而异，主要包括遗传、血型、性格、成长环境、人生经历、价值观、独立性、各种癖好等。

应用：介护对象对介护服务有不同的基本需求及期待，其个体差异有内在、外在之分，心理方面的差异主要为内在的心理差异，包括能力、性格、价值观等。尽管有些身心严重不佳的介护对象可能意识不到自己的需求与期待，但也会通过言语及行动表达出来，只是埋藏得深浅不同。因此，介护员工要仔细观察、辨析，对症下药方可事半功倍，给予介护对象真正需要的服务，并与之维持良好的互动关系。

(2) 自由表露感情原则

内容：当介护对象的内心具有表达某些情绪时会有诉说需求，这点介护员工必须认识到。不管其内容的消极与否，介护员工都应洗耳恭听，还要抛砖引玉，以便帮助介护对象自由地把自己的感情完全表达出来，并得到宣泄。

应用：介护员工要注意别让自己影响到介护对象吐露心声。如保持认真倾听的坐姿，以免影响其情绪；在其倾诉时，顺应介护对象的思路，为其营造轻松愉快的气氛，使其轻松愉快地表露感情，以便准确把握其服务需求并予以帮助。

(3) 控制情绪原则

内容：介护员工必须认识到，介护对象对感情表达有希望得到认同的需求。此时，介护员工要控制自己，勿使自己的情感（尤其是不认同的态度）影响介护对象的表达。

应用：排除先入为主的偏见，理解介护对象的感情表达，不让自己左右其情绪及感情。重点在于把握住自己的情绪以保持平常心，判断此刻所持的情绪是介护对象的还是自己的，明确自己的情绪是否符合介护理念及服务的目的、对应时机是否得当、判断是否急于求成、是否给予介护对象稳定的情绪。

(4) 容纳原则

内容：不否定介护对象的自尊心及价值观，原封不动地接受、听取、容纳其观点，对于其表达的态度、行动、道德是非观、感情观等不予批评与更正。

应用：不同个性的人被贴上某种标签后，容易进行自我形象管理，使自己的行为与标签一致，这被称为标签效应。而每个人都有闪光点及阴暗面，介护员工在面对介护对象时，切忌给介护对象贴上难缠、消极、不正经等负面标签，这样不仅影响他们对接受介护服务的配合及自己的工作态度，同时也会感染介护对象。一旦介护对象因此自我设限，再突破难度将增大，介护员工要接受介护对象自由表达的权力，包容其感受和想法，承认其发展的潜能和改变能力。只有容纳才有利于帮助其在自我防卫中解脱出来，每个介护对象的观念无论对错，都是一生形成的，甚至是固定的个性，绝对不要予以否定或者试图改变、说服他。以帮助介护对象期待在人生的后半期，心情舒畅地获得有质量的生活。

(5) 非批评原则

内容：对于介护对象的价值观及言行，绝对不做评价及纠正，时刻意识到自己是帮助他们享受顺心如意的生活，而不是教育介护对象树立介护员工个人认为的正确价值观。

应用：心理学研究表明，如果人被刺激过多、过强、时间过久，会引起心理极度逆反或不耐烦，产生适得其反的结果，这被称为"超限效应"。如果介护对象有固执、埋怨等消极因素，以及存在偏颇的观点时，介护员工不可自以为是地对其进行纠正或评判。在日本介护现场，对于介护对象所表达的不当言行及要求多采取不反驳、顺势转移其思路等对应方式。

介护对象通常年事已高，其中不乏患有不同程度的认知障碍者，言谈举止不一定符合正常逻辑。出于爱老敬老，帮助其过上顺心如意的晚年生活的理念，只要其行为不危及本人和周围人的安全，应尽量顺从，无须用是非观约束他们。这种观念与中国传统的孝顺不谋而合。

(6) 自己决定原则

内容：介护员工要认识到介护对象具有自己决定解决问题及判断事务的权利，因此要尊重他们的选择，帮助其根据自己的意识做出决定并实施。

应用：尊重介护对象的选择，辅助其根据自己的意愿做出决定并实施，对其决定给予理解和关注。在介护服务中，介护员工需把介护对象应该做的事引导成是介护对象自己要做的这件事，绝对不能要求介护对象怎么做，或希望介护对象怎么样。这样容易造成隔阂和排斥感，介护员工需要关注并了解介护对象，与其建立安全感与信任感。

(7) 保密原则

内容：介护员工勿将在工作中获得的介护对象信息及秘密泄露给第三者。

应用：切勿将介护对象的信息（如财产、家庭关系、个人隐私等）泄露给他人，这是作为介护员工职业伦理道德的要求，也是社会福祉士及介护福祉士法中规定的义务，做好保密会成为与介护对象建立互信关系的重要因素。

四、马斯洛需求层次理论

马斯洛是出生于美国纽约的著名心理学家，他所倡导的"马斯洛需求层次论"在全球范围内已得到认可，其内容如图 5-1 所示。该学说在企业经营、员工教育得到广泛应用，在日本，如今也被用于养老院与介护对象沟通、理解，顺利实施介护工作的基础知识。

1. 基本的生理需求　人出生后为成长与生存所必需的基本需求，如餐饮需求、排泄需求、睡眠需求等。得不到这些欲望和满足，人就无法维持生命。一般动物不会超过这些需求，而人类却不会停止在这层需求上，在维持生存的基础上，会产生进一步的需求。这个第一阶段是推动人们提高需求的最基础的动力。在养老院介护

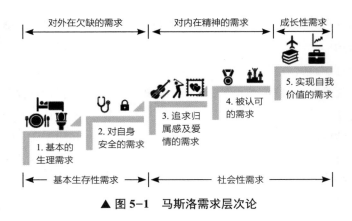

▲ 图 5-1　马斯洛需求层次论

服务一线，对于存在吃喝吞咽障碍、人工肛门排泄障碍、睡眠障碍、自理能力差的介护对象，应首先从满足他们生理基本需求角度考虑进行照护。

2. 对自身安全的需求　对安心及安全的需求，表现为人对生病、外来威胁的担心。当介护对象时刻处于预防威胁、需要保命阶段时，将无暇顾及其他需求，尤其是处于弱势群体的幼儿、老年人。根据自身安全的需求特点，对待患有认知障碍附带妄想表现的患者，应理解他们为维护自身安全所产生的恐惧心理，给予安慰。

3. 追求归属感及爱情的需求　在满足了基本和安全需求后，人们开始想摆脱只有自我的世界，并走向社会，由此产生相对于社会自己的归属何在，自己的情感何在的心理需求。当今社会的发展中，人们需要一种归属感，这种归属感因人而异，除了家庭、学校或单位之外，很多人根据自己的兴趣，参加各总团体、集体活动，如文艺、体育、诗书、信仰等，以此寻找归属感，探索人生价值。这种归属感也促进了社会上的各类民间组织、义工等活动的普遍发展。对爱情的需求，同样也只能在基本生存的需求和安全得到满足后才会产生。在日本，养老院定期组织各种社会、集体活动，以此使介护对象获得良好的归属感。在养老院内部也定期举办各种游戏、娱乐活动，介护对象因积极参加这些活动而丰富了内心世界，获得了快乐，提高了生活质量，逐步实现介护保险制度所期待的介护效果，以期减缓衰老速度及延缓介护等级的进一步加重。

4. 被认可的需求　人们具有渴望被尊敬、被认可的需求。现实社会中几乎人人都会有追求名誉及地位的成就感欲望。如果说追求归属感及爱情的需求为外在需求，那么被认可的需求就是内在的，是满足人们内心期待的受尊重的需求，也可理解为自尊。这种被认可、受尊重的需求包括低层次与高层次两种。低层次受尊重的需求只是想得到外人的尊重与关注，是一种外在的表现；高层次受尊重的需求则是指自我尊重、掌握技能、追求自立的内在满足。与其在意他人的评价，不如在意自我内在的评价。当人的被认可需求得不到满足时，就会产生自卑或情绪低落的感觉。因此，在介护服务时，尽量去发现介护对象正面的、积极的内容，并给予鼓励，提高他们的自信和生活质量。

5. 实现自我价值的需求　人们期待能成为符合自己价值观的理想个体。人们在满足了前 4 个层次的需求基础上，又进入了探索自己潜在能力、期待尝试发挥自己创造力的行动，为实现自我价值的需求而努力的阶段。此阶段与前 4 个层次有所不同，显示出了对自我价值及理想境界的追求。按照马斯洛需求层次论的归纳，前 4 个层次为"欠缺的需求"，第 5 个需求为"追寻存在感的需求"，是最高层次的需求。然而，现实中能够达成实现自我价值需求的人还属于少数。

马斯洛需求层次学说的特点表现为，一是已经得到满足的需求不会再有激励作用；二是对需求有层次和轻重之分，只有某一层次的需求得到满足后，才会产生进一步的需求。作为介护员工，有必要真正理解养老机构中介护对象的这 5 个层次的需求，分析其所处的需求阶段，并与其保持良好的沟通。

五、介护团队间的沟通协作

1. 介护团队的沟通协作　各专业团队需要建立一个共同目标，并且成为实现这一目标齐心协力的集体。在介护服务现场，一般都会由多种专业人员组成一个团队，分工明确，每个成员都有集体意识，工作中任何细微差别都要与团队中其他人分享，不可默不作声。这个共享包括某介护对象对某项服务提出的要求，以及得到满足后的变化等。不同专业的人员对于同一事情，判断的角度也会有差别，所以需要信息共享以达到集思广益，做好介护服务对应。

2. 团队交流的方法

(1) 记录沟通：介护服务现场互相沟通情况（信息共享）极为重要，最常见的方式是直接记录与口头交流。口头交流多在交接班时进行，特点包括：①没有书写的麻烦；②叙述人根据对需要交代事宜的重要性及优先度的判断进行叙述；③听者有何不明可当场立即确认；④叙述者可当场确认听者是否理解；⑤言简意赅，高效省时。

笔录是口头交流的补充，供不在场的员工信息共享，同时以备必要时查询。作为福祉专业的介护员工，必须按行规对介护服务过程进行记录，它不仅用于必要时查询、佐证，也会成为介护教育及介护行业改善规定的素材。

为此，需要让介护员工理解记录的目的、种类及内容、写法要求及注意事项、活用、保存及管理。

(2) 报告、联络、咨询 / 请教：报告是实施介护员工在工作结束后进行的汇报。如果一次工作任务长期化时，要进行中间报告。报告时需要掌握：①报告的时间段；②明确应该何时、向谁报告；③准备好报告的要点和思路；④报告内容包含见到的事情、察觉到的事情、实际发生的事情、客观现实、对各种情况自己的预判等；⑤当工作中发生事故、纠纷、怨言等意见时，应立即报告。

联络的目的在于强化职场协作。为使工作顺利进行，结合目标，互相联系。在介护现场，经常会面临介护对象、家属、行政管理部门的咨询，为保证正确、顺利的沟通，需要各相关人员随时联系互通信息。联络注意事项包括：①选择合适的时机；②明确应该何时、向谁报告；③确认根据实情选择最合适的联系方法（紧急时的手机、夜间所需电话、传真等）；④考虑联系时使用口头还是文字；⑤在联系前，随时备好事情发生的时间、地点、任务、原因等。

咨询 / 请教主要针对自己在工作中遇到不懂的问题，通过向上级或同事咨询 / 请教，可以得到其他介护员工在工作中的教训及经验，获得有用的信息。关于介护工作中上下级交流、与介护对象家属的交流，以及与社会的沟通等暂做省略。

第6章 介护对象的康复

一、康复的概念

1. 康复的意义 介护工作是以实现康复所期待的、让介护对象能够过上普通人应有的自立生活为目标的职业，而介护康复工作包含在介护工作之内。

一般来讲，康复是指因疾病、灾害、创伤等导致的残障进行功能性恢复的治疗，除医疗康复外，还有介护康复，这种康复是指已经不再需要医疗或医疗康复的介护对象。

由于社会的偏见，残障者或不能自理者等弱势群体的尊严、资格、权利等需求常常受到侵犯，而康复的宗旨就是帮助他们恢复原本应有的这些需求。

2. 康复的发展

(1) 康复理念的变化：在古希腊，人们认为残障者是被诅咒者、麻烦制造者、丑陋者，因而被社会歧视及遗弃。中世纪，康复被认为具有让残障者恢复社会名誉及地位与公民权的意义。发展到近代，这一观点被广泛认同。20世纪初期，罪犯康复的作用被社会广泛认可，但对残障者的帮扶仅是扶贫救困。换言之，进入福祉社会，人们仅仅是将残障者作为了保护和救助、给予怜悯及表达慈善的对象。1945年第二次世界大战结束后，伤残者数量的急剧增加促进了医疗性及职业性康复事业的一体化。其实，早在1942年召开的全美康复会议就曾对康复进行了国际性定义。康复就是针对不同康复对象，在可能的范围内，对其身体、精神、社会、职业及经济等给予实质性的、最好的康复治疗和帮扶，使其尽可能地得到恢复。1955年，国际劳工组织对职业性康复做出的定义："职业性康复是包括职业指导，职业培训，职业选择的职业服务的延续，是综合康复的一部分，是持续保持残障者就业的长期计划。"

(2) "心理正常化"介护：一个与正常人无差别化的具体要素包括普通一天的节奏、一周的节奏、一年的节奏、一生中的普通体验、理所当然的尊严、居住在男女共生的世界、普通的经济水平、普通的环境水平。

老弱残障者至少在心理上达到与正常人一样，甚至所有方面保持一致，才能体现平等、关爱与尊重。因此，康复旨在恢复人的价值，使康复对象不会与社会脱离，这是融入社会必需的一环。

二、康复的领域及应用

为促成老弱病残者早日回归社会，过上充实的正常生活，在身体、精神、教育、社会、职业、经济等方面要取得最大限度的康复，仅有康复师是不够的，还需要医疗、福祉等各种职业的密切配合。

1. 康复的种类及功能

(1) 医学性康复：由医师、物理治疗师、作业治疗师参与，进行疾病医治、身体功能恢复、预防综合并发症、日常生活动作训练、代偿技能训练。日本的医疗康复机构有一般医院、专科医院、康复中心、儿童医院、精神医院、儿童残障院、残障设施、保健所等。

(2) 教育性康复：针对患有先天性或后天性障碍疾病，如四肢发育不良、智力障碍、哮喘视障、听障等病弱儿童进行的日常生活活动能力、理解力、幼儿教育、学校教育、发展方向的矫正康复。其康复活动方式及机构有养护学校、特殊学校、盲校、医院内学校、家庭访问教育、家庭、幼儿园等。

(3) 社会性康复：需消除障碍康复的社会性要素，即帮助残障者在经济、家庭关系、住宅、社区环境、法律、行政、各类设施、公共设备、建筑、交通等方面不受限制而开展的援助过程。康复实施机构有福祉事务所、身体障碍康复咨询所、医院、日托所、社会福祉设施、居家介护帮扶中心、介护老年人保健设施、行政部门等。

(4) 职业性康复：对身心残障者就业和持续就业的指导援助，涉及职业评价、就业指导、职业训练、职业介绍等持续综合康复的过程。残障者有各自的残障特点，需要相关职业的细节分解，并进行反复指导及训练。尽管如此，依然不是所有残障者都能适应职业工作的各种要求。社会对残障者的期待不应是能为社会做多少贡献或对工作单位增加多少产值，而是让他们感到自己不是残废、对社会还有用、没有被社会抛弃。接受他们工作的单位也并非是仅以实现盈利为目的的常规公司，而是政府主导或补贴的带有社会福祉性质的康复中心、职业康复中心、社区残障者职业中心、残障者职业能力开发学校、残障者雇用信息中心、职业训练学校、救助设施、福祉工厂、公共职业稳定所等。

2. 康复涉及的岗位及职责　在康复事业中，围绕残障者展开康复而组建的团队需要多个专职种类的密切配合，以促使更多的残障者回归社会，该团队涉及的职业主要有以下 11 类。

(1) 医师：为患者负全责，进行诊断、用药、出诊及判断是否使用义肢或其他辅助用具，协调各职种配合。

(2) 护士及保健师：护士担负照料患者，辅助医师诊疗的职责。保健师作为社区护理专职，担负与社区居民、各类相关事务所、学校、卫生教育部门等的协调工作。

(3) 理疗康复师：首先要考取日本厚生劳动省大臣签署的国家资质证书。在医师的指示下，对介护设施、居家的身心残障者进行身体功能，如肌肉力量及关节活动的测试，基本动作能力及社会性适应能力的恢复，并采取各种康复训练治疗，如步行、关节活动的运动训练、按摩、温热疗法等物理疗法，以及进行义肢、身体矫正器具等训练。

(4) 作业康复师：首先要考取日本厚生劳动省大臣签署的国家资质证书。在医师的指示下，对介护设施、居家的身心残障者进行应用型动作能力及社会性适应能力的恢复，采用各种作业活动进行康复训练治疗，其康复作业手法包括手艺、编制、木工、金工、陶艺、绘画，以及各种体育运动或游戏等动手能力的训练。

(5) 语言康复师：对失语、失聪及交流障碍者进行障碍的评价与训练，为听力差者选择助听器等，并给予指导。根据 1997 年日本公布的相关法规，语言康复师需要取得厚生劳动省大臣签署的国家资格证书。

(6) 精神保健师：在精神病院及医疗设施对精神障碍者进行指导援助，需要通过国家级考试，并取得资格证书。

(7) 视觉训练师：指导两眼有残障者选择合适的眼镜，进行矫正训练；对失明者进行盲杖步行训练，盲文指导。需要考取厚生劳动省大臣签署的资格证书。

(8) 义肢器具士：根据医师的诊断，为残障者选择并制造义肢、身体矫正器具、轮椅等。

(9) 福祉（特殊教育）学校老师：负责失聪、失明、失语学校的残障者进行自理活动的指导及教学。

(10) 介护福祉士：对身心障碍生活自理能力差者，给予洗澡、如厕、餐饮等方面的介护。根据需要，向其家属传授介护技术指导。

(11) 介护策划师：根据与要介护者的沟通，与市区镇相关部门、介护机构接洽，为介护对象对接与其实际状况相符的介护设施，并为其策划介护服务计划。

三、康复的社会资源体系

围绕残障者，社会为他们提供了各方面的服务资源，一旦需要时，可选择相应服务。

1. **社会资源** 根据需求提供的社会福祉服务包括：①软件服务，即与康复相关的法律及各类制度；②硬件服务，即康复相关的设施、机构、团体、资金、福祉器具；③技术性服务，即与康复相关的各类知识及技术；④精神服务，即社区义工、居民的协助及咨询解答。

2. **环境资源** 环境资源包括：①医疗设施，即医院、诊所等与保健医疗相关的设施；②教育设施，即学校教育、社会教育、终身教育（联合国教科文组织提倡的全民终身教育，为国民提供终身可选择的各类教育，列入国家预算）；③职业设施，即职业训练、职业安置等与就业相关的设施；④文化设施，即图书馆、美术馆、博物馆、水族馆、剧场、音乐厅等调节情操的设施；⑤体育及娱乐设施，即体育馆、竞技馆、电影院、主题公园等；⑥居住环境，即包括公共住宅的居住环境；⑦交通环境，即公交车、客船、飞机等；⑧经济物流，即公司、商店、工厂、超市、大商场等；⑨信息及通信设施，即电视、广播、报刊、邮局、电话、网络。

3. **社会资源服务的应用** 在康复体系中，残障者需要在保持正常人的尊严情况下，以自立的心态，亲自参与各环境资源的服务。上述福祉服务、环境资源的软件及硬件服务体系的建设，都应充分考虑到残障者的各种不便。因此，各种法律的健全及约束使硬件的保障随处可见，残障者自己就可以利用便利的渠道，自如地实现以下行动：①室内外随处可见的无障碍盲道；②坐轮椅者抬手可触的公共电梯低位按钮；③上下电车的轮椅桥板（当坐轮椅者进入地铁口时，会有站员立即询问到达目的地站，并持桥板放置在展台与车厢之间，将其引导至上车，然后立即通知下车站点站员准备好提供轮椅桥板，这样坐轮椅者在此服务帮助下，可自己操作轮椅自由上下车）；④乘坐公交车的残障者，有专用固定轮椅的位置，坐轮椅上下公交时，驾驶员也会提供类似地铁站员的服务。

正是在社会建设的硬件设计环境中，处处体现了为残障者提供方便的措施，才真正实现了让残障者可以随心所欲地活动，使其与正常人无异。这对恢复残障者作为一个人应有的尊严和自信极为重要。由此，也体现出了康复体系对于"心理正常化"介护的观念与价值。

四、康复介护

1. **康复介护的概念** 康复介护是最大限度地保障介护对象作为人的最大权

益。在此基础上，利用康复介护技术和知识，帮助介护者有尊严地生活。

2.康复介护的技术基础 康复介护的技术基础是通过介护服务（如洗澡、喂饭、照顾行走等方面）的技术及行动康复技术进行训练，针对处于以下状态的介护对象：①能站立但不能行走的人；②能坐立但不能站立的人；③每天卧床的人；④语言障碍者。

一般在养老院由各专业康复师对他们进行训练，包括使用楼梯、沙袋、理疗仪、套圈、口部操、棒操、水床、平衡棒、坐姿夹球、语言康复器具等。

五、不同时期的康复

1.医疗康复流程

(1) 急性期康复：在医院进行，旨在为预防出现身心功能降低的综合征。术后，将患者送往恢复期病房。

(2) 恢复期康复：在医院进行，由理疗师、作业治疗师、语言治疗师等团队配合进行康复治疗，旨在让患者尽早稳定回家或转入相关设施。

(3) 稳定期康复：从此阶段开始，目标设定会因介护对象的年龄、病情及社会认知而不同。但是，目标都是让介护对象尽早回归社会，以防他们被社会所孤立。只是此阶段的稳定期不会始终持续。因为随着年龄的增长和功能的下降，给稳定期划界也变得相对不易。

即使经过以上几个阶段，介护对象今后的去向也会因个人身心功能及康复效果而各不相同。介护对象康复治疗奏效，可回家接受居家康复；介护对象康复治疗无效，进入相关类型的养老院（诸如介护医院）继续接受长期康复；身体功能极度衰退的重症介护对象，会因无法接受全方位介护服务，发展至需要临终康复的阶段。所以说，康复工作体现了贯穿人生所有阶段。

2.临终康复的定义及礼仪 在日本，专家将临终康复定义为，当人体功能老化与下降、靠自己实现意愿无望时，为实现一个正常人原本应有的尊严，在医疗、医护、介护各专业人员的配合下，进行人生最后阶段的康复。

第 7 章　日本介护预防

介护预防是围绕如何防止老年人从能够自立和自理到依赖介护服务、从轻度介护等级发展至重度介护等级而开展的预防运动。它不仅包括运动功能、营养状态方面的改善，还包括要引导老年人树立生活自立的理念，指导并带领他们一起进行强身健体的养生锻炼。

一、介护预防的目的

(1) 防止年老体弱者的身心功能下降至需要介护状态。

(2) 使已经列入要介护等级低的人，延缓发展至更严重的高等级的时间。

(3) 保持或减轻要介护等级。

二、介护预防的意义

(1) 争取维持或改善介护对象的身心功能，延缓他们功能下降的速度（尤其是预防容易演变为脑血管疾病的生活方式病，如高血压、高血糖、高血脂等）。

(2) 随着老龄化的加剧，日本政府对介护支付预算入不敷出。自 2000 年起，日本国会通过采取一系列措施进行平衡。将原定 60 岁领取全额退休金改为 63 岁按百分比领取原定退休金额，到 65 岁领取全额退休金；逐年增加养老介护保险费，减少介护保险支付比例，以期达到维持介护保险制度下的费用支出的目的。

三、实施介护预防的背景

(1) 老年人口比例增加。2020 年 9 月，65 岁以上老年人比 2019 年增加了 30 万人，占总人口的 28.7%。据日本厚生劳动省预测，到 2040 年这一比例将增加到 35.3%。

(2) 要介护老人的增加。自 2000 年实施介护保险法开始到 2016 年为止仅 17 年的时间，日本要介护、要帮助等级的人数呈阶梯式增长。2018 年日本政府统计显示，65 岁以上老年人由自理者发展至要介护阶段的病因及百分比如图 7–1 所示。如不采取措施，长此以往国民健康状态令人堪忧，国家级介护预算也会更加入不敷出。因此，如何延缓及预防老年人身心功能下降进一步被重视。

(3) 过去对介护预防不够重视，身体功能的康复维持效果不佳。

(4) 中央政府鼓励、地方开展多项介护预防措施，以期控制要介护对象的增加。

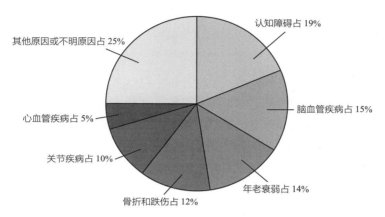

▲ 图 7-1　要介护老人增加的原因及百分比
摘自日本内阁府 2018 年版《高龄社会白皮书》

(5) 减少介护事业支出，保障介护事业的持续。根据介护保险制度规定，介护保险管理机构属于介护对象负担的介护保险服务费的支出与所述的社会各方应该缴纳的介护保险费。在介护对象逐年增加的背景下，已经呈现入不敷出的迹象。所以，只有做好综上所述的介护预防，才有可能缓解对入不敷出的担忧。

(6) 若能取得介护预防的目的，可缓解介护设施现场人手常年不足的现象。

因此，2014 年修订介护保险法时，根据各地实情，完善了日常生活支援综合事业的介护预防体制，并于 2017 年在日本全国开始实施，为国民提供介护预防服务。

四、介护预防的目标

(1) 预防并发症，使介护对象能随心所欲、心情愉快地生活；扩大介护对象的生活范围，使其走出单调的家庭，参与到社会活动中。

(2) 不仅为改善介护对象的身体功能及营养状态，更是为了通过改善身心功能及环境调节功能，提高生活技能（运动级别），帮助每个介护对象实现人生价值，提高生活质量，以延长国民整体的健康寿命，创建真正值得称赞的健康长寿社会。

五、介护预防服务

介护预防服务是在介护保险制度下，主要服务人群为要帮助1～2级、要介护低级别的介护对象。适当给予登门助浴、登门护理、登门康复、日托所、短期入住日托所、购买或租赁介护对象用具等照护服务，以及运动器械锻炼、口腔技能训练、营养改善的生活支援服务。此外，能够生活自理、相对健康的老年人也属于介护预防运动需要关照的人群。

六、介护预防服务费的支付

(1) 列入介护保险支付费用，由市区县相关部门列入预算。

(2) 介护预防的组织者为针对介护对象提供介护预防服务的机构。

(3) 接受服务的介护对象等级为要帮助1～2级。

(4) 介护预防服务费用的支付，服务机构一定要提供服务效果评估报告。

七、介护预防的内容

内容一般由相关部门及协会推荐，各养老机构及介护预防团体自由选择，大多数养老机构采用以下简单模式：①利用椅子、毛巾的游戏运动；②使用旧报纸、橡胶管、球进行锻炼运动；③使用提高介护对象肌肉力量的健身器械运动。

介护预防的要点为预防并发症，使介护对象能随心所欲、心情愉快地生活；扩大介护对象的生活范围，使其走出单调的家庭，参与到社会活动中。

近年来，在日本从事养老介护事业的中国人也将八段锦、太极等养生功法融入到日本养老介护运动中。例如，东亚介护产业国际联合会在居民社区及公园每周进行免费教授八段锦、太极扇、太极拳、六字诀，获得当地老年人的极大欢迎。

八、介护预防的三个阶段

为维持介护对象的健康、延长寿命，关键是要将疾病预防与介护预防结合起来，可分为一级预防、二级预防和三级预防。

1. 疾病预防的三级划分

一级预防是以健康者为对象，通过保持良好的生活方式及科学养生方法，预防疾病的发生。

二级预防的对象为临床前期（症候前期），也就是在疾病临床前期做好预防，及时捕捉发病迹象，争取早发现、早治疗。

三级预防的对象为患者，也就是临床预防，通过各种临床积极的治疗，控制病情加重，预防并发症。

2. 介护预防的三级划分

一级预防的对象主要是可以自理、有自我活动能力的人，重点在于如何维持其生活技能，使其保持良好的精神状态，提高其社会活动能力等。

二级预防的对象是即将进入要帮助、要介护状态的人，尽早发现其身心变化，及时给予干预，延缓其进入要介护、要帮助的速度。

三级预防的对象是已经进入要帮助、要介护的介护对象，改善其状态，预防其介护等级的进一步加重。

九、介护预防教练的培养

在政府审批的健康长寿医疗中心接受指定培训 4 天，即可取得资格，具体有以下 5 项培训内容，包括：①使用健身器材，进行肌肉锻炼；②预防跌倒概论及实习；③尿失禁概论及实习；④认知障碍的预防概论及实习；⑤高龄者营养改善概论。

综上所述，均表明日本政府正积极推广养老介护预防工作。做好养老介护预防工作既维持了介护保险的持久运营，又提高了老年人的身心健康。

第8章 日本医养结合

在日本，目前养老介护行业虽然没有特别重点强调"医养结合"的概念，但医养结合的实质早已融入养老介护行业中。政府在宏观面上制定了政策，各类不同养老机构需要配备不同的医疗、介护人员，根据行业规定及介护对象现状，已将医养结合落到实处。

一、医养结合相关背景

（一）社会人口方面

1. 人口出生率减少 据日本厚生劳动省统计的人口出生率显示，1989 年为1.57%，2005 年为 1.26%，2014 年为 1.42%，出生率均不足 1947—1949 年的 50%。据推测，尽管采取各种措施阻止少子化，但日本人口减少的状况会长期持续下去。

2. 人口高龄化加剧 随着老年人寿命延长及生育率减少，日本老年人口高龄化进一步加剧。据日本厚生劳动省统计与预估显示，日本人口总数将从 2015 年的约 12 080 万降到 2035 年的约 11 522 万人，而高龄人口占比将逐渐增加。日本老龄化占比变化轨迹如表 8-1 所示。

2025 年日本老年人数量仍继续增加。2042 年，老年人数量将达到高峰，此后将逐渐进入减少阶段，而老年人所占比例仍呈现上升趋势。

3. 人口构造的演变 1945—1951 年日本人口激增（"婴儿潮"）使日本人口年龄构成图呈现出"山"的图形，在日本称之为"富士山形人口结构"，即婴幼儿及年轻人形成庞大的群体。而根据日本卫生机构对现在及将来人口构成的研究发现（图 8-1），随着年代推移及日本经济发展，现在及将来日本人口的结构将演变为"倒挂金钟形"，即年轻人呈倒挂金钟式人口急剧缩减，而处于倒挂金钟的上部为中老年人。这种演变后的人口构造图形令人担忧，会出现劳动人口剧减，人口死亡剧增的社会现象。

表 8-1　高龄化占比变化轨迹

时间（年）	年　龄	高龄化率占比（%）
1970	65 岁	7.1
2020	65 岁	28.7
	75 岁以上	14.9
	75 岁以下	13.8
2025	75 岁以上	30
2042	65 岁	36.1
2065	65 岁	38.4

引自日本厚生劳动省官网

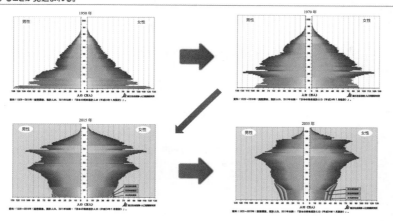

▲ 图 8-1　日本厚生劳动省统计的人口金字塔型年代变化及预测

4. 法定就业人口下滑　日本法定就业人口的年龄为 15—65 岁，现在已允许加大雇用年龄。据日本 NHK 电视台发表的调查报道，法定就业年龄人口在 1995 年已经达到最高峰，此后，逐年减少，2015 年比 1995 年的高峰期减少了 1000 万人。其背景就是日趋严重的老年化和少子化。随着日本社会人口减少，以及人们对家庭收入增高的期待，日本女性婚后辞职的传统现象逐渐减少。虽然女性就职率有所增加，但依然阻止不了整体就业人口的下滑。预计今后的就业人口也不会增加，到 2025 年将进一步减少 2500 万人。法定就业年龄人口减少的速度将超过日本总人口减少的速度。

5. 各地区差别所致人口变化　地区差别造成人口涌向大城市，地方壮年劳力减少，老年人口增多。随着居民对养老需求的多样化，对政府的服务也有了更高的需求。

6. 社会保障支出费用持续增加　从社会保障支出状况看，年龄超过 75 岁人群的医疗及介护支出有逐渐增加的趋势，退休金支出加大，最低生活保障支出也将增加。此外，未来社会承担财源支撑作用的人口却明显不足，届时社会保障制度的可持续性将成为亟待解决的问题。

（二）日本面临的"2025 介护问题"

1. 2025 介护问题　据日本政府推算，到 2025 年，75 岁左右老年人口数量将达到最高峰（1945—1951 年日本第 1 次"婴儿潮"出生的婴儿）。在日本，65 岁以上老年人将达到 3657 万人，占总人口的 30.3%（即每 3 人中就有 1 位年龄在 65 岁以上）；75 岁以上老年人将达到 2401 万人，占总人口的 26.1%（即每 5 人中有 1 位年龄在 75 岁以上）。日本将进入超老龄化社会，由此造成对医疗及照护需求度更高，而介护从业人员严重不足，社会保障费用激增等一系列问题，被称为"2025 介护问题"。

2. 形成背景　如表 8-2 所示，3 个阶段人口统计显示，1945 年日本人口为 7199.8 万，65 岁以上老年人占 5.1%，反映了人口变化对比。

表 8-2　1935 年、1940 年和 1945 年日本人口状况统计

时间（年）	人口（千人）	年龄层比例 (%)		
		0—14 岁	15—64 岁	65 岁以上
1935	69 254	36.9	58.5	4.7
1940	73 075	36.1	59.2	5.7
1945	71 998	36.8	58.1	5.1

1945 年后，为恢复人口增长，日本政府强化了人口增长措施。1947—1949 年，出生人口达 700 万人，为 1945 年后的第 1 次生育高峰，日本称其为人口出生"稠密的一代"或"婴儿潮一代"。截至 1951 年，出生人口达 1000 万人。由此测算，至 2025 年，这一生育高峰期出生的人均年龄约为 75 岁（下文统称"75 岁老年人"）。

由此，产生了令人担忧的 2025 年超老龄化所带来介护员工不足等"2025 介护问题"。

3. 2025 问题的具体表现

(1) 医疗财政支出问题：随着 75 岁老年人身心日渐衰老，就医需求也必然日益频繁，其医疗费个人负担为 10%（老年人与就业群体比例不同），其余由医疗保险部门负担。据日本政府相关部门预估，2025 年，75 岁老年人的要介护对象的认定评估率开始大幅上升，其结果是，医疗费及介护费用的支出会大幅度上升，将导致政府支出捉襟见肘。对于介护等级高的重症介护对象来讲，除了养老保险可报销项目之外，一些全部由个人支付介护项目的增加，会搭上部分老年人微薄的退休金，如此将产生更多需要最低生活保障补助的人员，导致财政支出加大。

(2) 医疗资源严重不足问题：2021 年东京奥运会后 COVID-19 病例剧增的现象就足以证明医疗资源紧张带来的问题。据 NHK 日本广播电台 2021 年 8 月 27 日报道，日本 COVID-19 患者连日剧增，当日已达 24 200 人。由于医疗设施不足，居家隔离等待安排救治的感染者合计约达 4 万人，引起家庭感染比例大幅增加。由此出现了医院及医护人员、重病患者及精密检查的对应、住院床铺、资金周转等方面的对应能力突显不足，养老介护及财政吃紧问题也较为突出。预计到 2025 年，介护对象的增加、介护保险财源紧迫、长期卧床及认知障碍患者的增加，势必出现养老院设施明显供不应求，届时必将出现养老院一床难求的局面。

(3) 介护员工严重不足问题：据日本厚生劳动省推测，"2025 问题"必然导致养老介护员工的严重不足，2025 年介护从业人员需求约达 253 万人，而根据日本全国培训现状及发展，届时最多可提供 215.2 万人，实际缺口为 37.8 万人。

社会保障负担的问题：由于常年来日本社会少子化的问题，使缴纳养老金的人数持续减少。到 2025 年大量老年人需要财政支出时，社会保障系统的财政将入不敷出，日本养老金体制将面临运营困境，退休金的发放也许不可避免地延迟到 65 岁（目前已从原来的 60 岁开始领取全部养老金，延长至 63 岁开始领取一部分，65 岁正式领取全部养老金）。这对未来退休的人员保障而言，也产生了较大的冲击。

(4) 其他相关问题：包括空巢率上升、国民身体健康及生活质量下滑。

空巢率上升：超高龄化社会中独居老年人的比例将增加，据野村综合研究所的调查显示，2018 年空巢率为 16.9%，2023 年空巢率将达到 21%，2028 年将达到 25.5%。由此将引发一系列社会问题，如大城市中心以外人口减少引起空房增多，造成房地产建设行业萧条、住宅利用价值下降、甚至还可能引起社会治安恶化等问题。

国民身体健康及生活质量下滑：目前，日本企业在进入 21 世纪后，为减少企业成本，减少了长期实施的终身雇用制的形式。此外，年轻人认为终身雇用制束缚自己的自由，倾向于选择时给制的自由职业，以能够自由选择向往的生活方式。企业与被雇用者的变化，导致日本社会出现了工作不稳定、晚婚独身现象增加。尽管日本养老机构制度及设施完善，但由于大多数老年人依然喜欢居家养老，而"2025 问题"中"稠密的一代"之后的下一代也将进入 50—60 岁，一些家庭将失去相互关照的条件，届时必然会出现更多的"老老介护"❶ 现象。因此，日本社会的健康和幸福指数也会急剧下滑。

二、日本政府出台的医养结合政策及措施

（一）法律法规的保障

1. 法律保障　在日本，为促进社区医养结合的综合服务，需要对现行相关法律进行修改。一切行政政策的制定、各类整顿措施的实施，必须在法律框架内进行。所以，当出现新的政策调整时，需要考虑修改先行的法律法规：①关于设立新基金及强化医养结合相关的各地社区介护设施完善促进法；②与确保各地社区高效率提供医疗服务（康复病床及医师）相关的医疗法；③关于建立社区综合介护体系与费用负担公平化相关的介护保险法；④关于明确医疗辅助的特定行为、医疗事故调查体系的定位、介护人才确保等相关行业规范。

2. 各地社区医疗框架　为对应 2025 介护问题，根据已通过的医疗介护综合确保推进法，2015 年制订了各地社区医疗框架。

3. 建立社区医养结合综合体系　在医疗及介护保险共存体制下，通过医疗与介护等多职业配合，已形成了为居家及入住设施的介护对象提供医养结合服务的体系。近年来，随着养老压力的增大，日本政府的预算投入也大幅增加。

（二）社区老年人医养结合综合保障体系的构建

1. 综合保障体系构建的背景及意义　为让"2025 介护问题"中已经进入需要重度介护的老年人、逐年增加的认知障碍患者在自己习惯的社区高质量地度过余生，日本政府加大了推进社区及居家养老设施的完善，并在构建一个集居住、医疗、介护、预防、指导服务中心为一体的社区环境及生活支援体系相结合的社

---

❶ 老老介护为一个家庭中 60 岁左右老年人，照顾上一辈老年人的现象。此现象有 4 个特点：①因各种原因，两代人都居家生活，没有入住养老院；②两代人中都有丧偶现象，同时没有第三代子女，或第三代子女不在身边；③两代人都患病，互相照顾，颇为艰辛；④不仅存在下一代介护上一代，也存在上一代照顾体弱多病下一代的现象。

会保障体系，以实现介护保险制度所提倡的给予介护对象有尊严的介护服务和自立性帮助。

2. 构建模式　日本政府极力推行以老年人居家养老为中心，在社区周围针对老年人构建综合保障体系（图 8-2）。该体系包括综合协调行政部门、介护申请咨询及预防中心、上门介护、上门医护、日托介护服务、入住型养老院、入住医院、民间社团等，加上城市中牙科、药店等服务网点的补充，围绕老年人居家养老形成了一个完整的服务链。居家老年人可在自己居住的、熟知的社区附近，根据所取得的介护等级及介护计划，与以下各医养结合相关机构签订合同，接受相关医养结合的服务。

（1）咨询申请手续：签订合同前，就自己关心的介护服务问题，向所在区域的社区介护及医护服务中心咨询，依照指导及规定申请介护服务等级证。

（2）老年活动项目：自立程度高需要介护预防者，可参加社区、相关俱乐部、公益性组织的介护预防活动。

（3）访问介护：按照合同，访问介护公司派遣介护员工在规定时间内为老年人提供测量血压、脉搏、体温、洗澡、喂饭、如厕等身体照护，以及整理房间、洗衣、

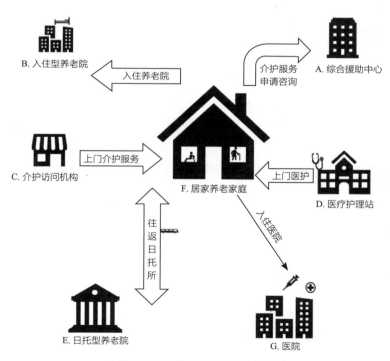

▲ 图 8-2　居家养老医养结合模式

做饭等生活照料。

(4) 访问医护：按照合同，访问医护公司派遣介护员工在规定时间内为老年人提供服药指导、注射、康复、牙科、诊疗等服务。

(5) 日托养老院：提供洗澡、餐饮等各类有助于预防及身体功能恢复的活动等。

(6) 住院：老年人出现超出介护范围且不得不住院的急病或需要到医院进行康复的情况下，就近就医。

(7) 入住养老院：医疗结束后或身心弱化、接受居家服务效果不佳的老年人，入住各类型养老院以接受各项服务。

政府倡导医养结合居家养老的目的包括：①尽量让需要医疗服务及老年介护对象在自己住习惯的社区得到高质量满足；②日本养老行业现状为从业人员严重不足、养老保险支出不乐观，居家养老可减少政府支出。

（三）日本人自然死亡减员数与临终关怀

据日本厚生劳动省对 1975—2010 年的统计资料显示，随着养老机构完善及入住率增加，在家中过世的人数急剧减少，而在养老院中过世的人数逐渐增加。

根据日本厚生劳动省另一项统计资料（表 8-3）显示，2000—2019 年，自然死亡人数从 2000 年约 96 万，到 2019 年增至 138.1 万，为 1945—2019 年死亡人数之最；而自然出生人数则从 2000 年约 120 万，到 2019 年降至 86.5 万。根据 1945 年后的出生人口（稠密的一代）推测，到 2030 年去世人口将达到 159.7 万人。但从当前日本介护设施及人员不足的情况看，面对有可能剧增的死亡人数，临终关怀的介护服务将面临巨大挑战已成为不可回避且亟待解决的课题。

表 8-3　日本 2019—2000 年自然死亡人数、出生人数和自然减少人数

时间	自然死亡人数（万人）	出生人数（万人）	自然减少人数（万人）
2019 年	138.1	86.5	
2000 年	约 96	约 120	51.6

引自日本厚生劳动省官网

（四）居家养老事业的实施及内容

为实施医养结合的居家养老模式，自 2016 年起，日本在各市区镇开始将医疗部

门管辖的居家医疗设施及居家医疗推进事业经验引入到介护保险法体制。定位于介护保险法的社区支援事业，以市、区、镇为主体，与各级医师会携手合作。2019 年 4 月，在所有市、区、镇开始实施医养结合的居家养老模式。原则上，由各市、区、镇实施所有事业项目，但这些项目也可委托各地医师会实施，都道府县的保健部门、市、区、镇及都道府县的医师会互相协调合作，支持都道府县级别的研修项目。日本厚生劳动省相关部门予以配合及支持，根据该模式实施相关情况，整理成资料，发给各都道府，以信息共享，互相借鉴。具体有以下 8 项内容。

(1) 把握社区医疗机构的分布及医疗技能水平，并整理造册。根据必要对医养结合相关的部分（居家医疗相关状况、医生的情况）、政府给予的支持效果等进行调查确认，将整理结果与相关者共享。

(2) 召开社区医疗及介护等相关者会议，找出居家医养结合问题，重点讨论对策。

(3) 实现居家医养结合的无缝对接，组织社区周围医疗、介护等相关者互相协作，推进并构建医养结合的对应体系。

(4) 实现信息共享、相互支援的体系，特别是在临终关怀方面的资源共享及合理分配。

(5) 完善咨询解答支援体系，方便老年人家庭了解养老体系的相关信息及程序。

(6) 设定医养介护联合培训体系，促进医养介护默契配合，以发挥最大化的效果。

(7) 对社区居民进行普及宣传，取得居民对居家养老模式的理解和配合。为此，定期或不定期召开讲座，分发宣传资料，公布宣传网页，举办临终关怀说明会等活动。

(8) 与周围市、区、镇及社区医养介护相关资源的协作联合，商讨必要的相互支援协作事项。

（五）设立社区医养综合基金

"2025 介护问题"的当务之急是尽早解决以下问题：①医疗、介护病床的功能性分类及协调，确保资源的有效利用；②医疗及介护员工人数的确保；③工作环境的改善；④构筑高效率、高质量的医养结合服务体制及社区综合保障体系。

为此，自 2015 年起，在各地都道府县从消费税专项资金拨出预算，确保财政支援体制（社区医养综合确保基金），各都道府县也制订了自己辖区内的实施计划，支援符合该计划总值的项目。

三、实际介护服务运营中的医养结合模式

（一）养老机构运营中的医养结合

文中所述配置按照日本相关规定调配，但并非所有养老院均为统一模式，而是根据业界对养老院类别按规定配置。

1. **医疗小组成员**　养老院及访问介护服务团队都会由医生、护士、药剂师、康复师、营养师、介护策划师、介护福祉士等构成，针对介护对象各司其职。

2. **医养结合成员**　由医疗小组及照护等职业配置（见第 3 章）。

3. **目标**　在养老院提供介护服务期间，对介护对象做到定期诊查、早期发现，对突发急病建立紧急联系及对应预案，患病后及时治疗，让老年人安心、安全、快乐地生活。

4. **措施**　在日本，多数患者都有自己的主治医生，以及针对患者不同科室之间的协调机制。在养老机构，大多数介护对象也都有了解自己病情的主治医生，对于长期不去医院看病、没有明确主治医生或意欲更换主治医生者，养老机构会在经过介护对象同意后，给予指定主治医生。但并非所有养老机构必须配备医生及护士，相关条例对不同类型的养老院都有该配备何种医疗职种的规定，没有配备医生及护士的养老机构也都建立了与医护机构协作对应的协议。在养老院，介护员工每天针对老年人的身体状况，以各种形式进行信息沟通，确保信息及时共享，若有老年人出现疾病变化，按规定程序报至医生。

5. **紧急对应**　在介护过程中，无论居家或设施养老，发现紧急病情，都会第一时间通过急救及医养协作体系及时送医。

（二）医疗养老机构护士与介护员工的作用及配合

医师、护士与介护员工在明确医疗与介护操作权限、医养职责的分担基础上，各负其责。同时，在某些工作上又要互相合作。护士与介护员工，在双方确保自己履行好自己职责的原则下，就日常生活介护工作进行密切配合，共同完成对入住介护对象的介护（图 8-3）。

养老设施中对医疗依赖的介护对象逐年增加。随着相关政策的调整，自 2009 年开始，一些养老院也增加了临终关怀服务。为提高介护对象的生命质量，医养结合的重要性愈发突显，护士与介护者的分工及默契合作也越发重要。

案例说明

近日，某养老院入住的老年人咳嗽，吸痰次数增加，食欲缺乏，体温 37℃。因

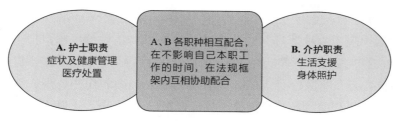

▲ 图 8-3　在养老设施一线各职种职责及配合分工示意

原定有沐浴计划，负责洗澡的介护员工便协同护士确认老年人的具体症状。护士确认判断后建议，因原因不明体温升高，决定推迟洗浴，并密切观察饮食量及有无呛食，观察痰量及颜色，并做好记录。随后，根据记录，护士怀疑该老年人是呛食性肺炎，向医生进行汇报。经介护员工确认，该老年人多次出现呛食。由此，护士召集医师、介护员工、营养师研究并改变膳食方案，医师为其进行医疗处置，最终，该老年人的饮食恢复了正常。

本案例说明在介护服务工作中，医师、护士与介护员工各负其责，及时沟通，密切配合，充分体现了医养结合的价值。能够发现并及时治疗介护对象，防止病情恶化，提高介护对象的生存质量。

在以上医养结合及配合中，涉及老年人在接受医疗或介护服务后，究竟该使用哪类保险的问题。自 2000 年照护保险实施后，居家上门服务制度也涉及医疗保险和介护保险两个制度交叉的现象。介护对象可优先使用介护保险制度（按比例自费），但涉及特定疾病及病情恶化时，需改用医疗保险。

（三）医疗与介护操作权限及医养职责

在养老介护范围内，常涉及的医疗行为包括稳定患者的吸氧、鼻饲、安宁介护镇痛等。根据法律规定，只有具备医师、护师资格证的人才可以实施医疗行为。医养结合服务的人员为保健师、康复师、护士，根据不同养老院规定展开医疗护理。

1. **介护服务中的医疗行为**　根据日本医师法规定，"无医疗资质者，不可从事医疗工作"，医生是医疗行业的"垄断者"。介护中涉及的医疗行为，包括以下 11 项具体内容：①生命体征测量；②病情变化观察；③压疮处理，导尿管、吸氧器的管理；④临终医护，如镇痛管理指导等；⑤为恢复日常生活自理能力进行的康复训练；⑥从医护角度对家庭成员及介护对象进行指导，包括如何提高生活质量等；⑦心理疏导，如安慰低落的情绪、进行轻松生活节奏的指导等；⑧与医疗相关的认知障碍介护及指导；⑨活用社会资源，例如调整协作，充分提高医疗、保健、介护制度及服务机构的利用率；⑩完善介护环境，例如指导介护对象在生活中应用福祉器具；⑪ 出院指导，例如与医院的医师、护士沟通，做好出院后的管理及指导。养老院中涉及的以上医疗行为，介护员工不得操作。

2. 介护行为　非医疗行为的介护有测体温、轻微划伤的处理、涂药膏、导尿管整理、生活帮助、身心照护等。具体包括以下 16 项：①腋下及外耳道体温测量；②用自动血压计测血压；③动脉血氧饱和度；④轻微刮伤、烫伤处理；⑤涂软膏（压疮除外）；⑥贴膏药；⑦点眼药；⑧内外用药的帮助（包括含化药）；⑨肛门投药；⑩鼻腔黏膜喷药；⑪ 剪指甲（以指甲周围无异常为前提）；⑫ 清洗口腔（以确认无牙龈炎为前提）；⑬ 采耳；⑭ 清除人工肛门容器的排泄物（不包括与身体连接的容器袋子）；⑮ 准备辅助导尿的导尿管及位置的调整；⑯ 灌肠器灌肠。

（四）介护员工可操作的医疗行为

根据法规，养老院需严格执行医疗法规定，没有医师、护师资格的所有人员不得从医。然而，尤其在居家养老情况下，需要医疗操作的介护对象大有人在，故由家属或上门介护服务的介护员工操作的吸痰、鼻饲等医疗行为屡见不鲜。

(1) 按照规定，"从医"是指"对不特定的人实施经常医疗行为"，而家属在家里对家庭内特定的老年人实施注射或吸痰、鼻饲等照料，不被视为非法"从事医疗行为"。但是，对于介护员工可否实施吸痰等操作行为，却颇有争议。于是出现了不少肌萎缩侧索硬化患者家属向政府相关部门提出允许委托上门介护的介护员工给家中老年人实施吸痰操作请愿书的现象。对此，2007 年，厚生劳动省决定对居家介护的肌萎缩侧索硬化患者家属委托的家属以外人员在一定条件下实施的吸痰操作定位于不得已而为之的行为，虽然形式上属于违法，但可视为实质性不违法。2012 年，将以上的默许通过法律条文的修改，正式规定介护员工在一定条件下，在养老院或居家养老的介护服务中，允许实施吸痰及经管营养操作包括①吸痰操作（口腔内、鼻腔内、气管插管）；②经管营养（胃瘘营养、经肠营养、鼻饲营养）。

(2) 根据相关规定，要实施吸痰及经管营养操作所具备的"一定条件"包括①介护行业就职的介护员工在都道府县批准的培训机构学习完所规定的研修科目，经过考试并取得结业证书和操作许可证；②按照医嘱操作，与护士保持信息共享。

此项法律条文的修改不但使介护员工可操作的医疗行为合法化，也使介护工作的安排合理化，并减轻了介护对象的痛苦。

（五）医疗及介护背景下的康复治疗

图 8-4 展示了在医疗保险及介护保险制度下，根据患者发病时的急性期至维持阶段的生活期，医疗与介护机构各自的职能分担及衔接。患者在刚发病时处于急性期，需要及时诊断治疗；依靠医院的恢复性治疗，病情稳定进入恢复期；当病情无须继续医疗时，便进入维持阶段的正常生活期。患者出院后，不管是居家康复还是入住养老院康复，自此开始，住院时的"患者"变成了介护保险制度下的"介护对象"。此后的康复与介护，不管是居家还是在养老院，都需要在介护计划前提下的多职业密切联系及配合，以实现维持并提高介护对象的生活功能，减少要介护服务的负担，为提高介护对象的生命质量实施相应的服务。

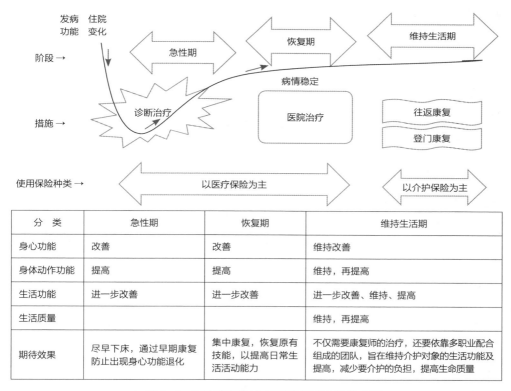

分　类	急性期	恢复期	维持生活期
身心功能	改善	改善	维持改善
身体动作功能	提高	提高	维持，再提高
生活功能	进一步改善	进一步改善	进一步改善、维持、提高
生活质量			维持，再提高
期待效果	尽早下床，通过早期康复防止出现身心功能退化	集中康复，恢复原有技能，以提高日常生活活动能力	不仅需要康复师的治疗，还要依靠多职业配合组成的团队，旨在维持介护对象的生活功能及提高，减少要介护的负担，提高生命质量

▲ 图 8-4　医疗康复与介护的医养结合协作分工
引自 2011 年日本厚生劳动省资料

四、医养结合的课题及对策

为顺利实施好日本各地医养结合，日本从以下几个方面加强完善。

(1) 摸清全国医疗机构及介护机构的基本信息，与各自治体所掌握的情况进行核实，以便分析。

(2) 有计划地召开医疗及介护机构联合会议，找出影响医养结合效果的问题，研究对策。

(3) 推进并完善居家养老与居家医疗所需要提供服务的体系。

(4) 支持医疗与介护机构之间信息共享的实施。

(5) 广泛举办包括医疗及介护在内的各职业合作团队的研修。

(6) 针对社区居民，举办各类医养结合服务讲演会，发放各类宣传资料，以取得广泛关注及理解。

(7) 强化各地市、区、村、镇行政之间在居家养老所涉及的医疗及介护方面的协调合作。

(8) 集思广益，听取地方政府对医养结合建设的建议，加强上下沟通，完善相关计划及措施，以顺利达到预定目标。

(9) 自 2014 年起，从消费税增收金额中拨出预算，设立地方医养结合综合基金，以扶持各都道府县医养结合方案的实施。

(10) 跟踪地方医养结合综合基金实施中的成功案例，予以信息共享及推广。

综上所述，日本医养结合的方针在日常推进中发现各类问题，不断进行改进和完善，平稳发展。此外，医养结合的推进未出现随着内阁换届，行政运行管理阶段性重点抓放的现象。

第 9 章　衰老介护

在日本，养老机构的工作人员需要掌握其介护对象随着年龄增长，身体各部位可能出现的衰老及功能减退状况。观察日常介护中介护对象的变化，及时给予相应的对应，提高介护服务效果。为此，介护人员需要从为介护对象提供介护服务的角度，了解所必备的关于衰老的基本知识。熟知并在介护服务中运用这些知识，有利于更好地为介护对象提供良好的服务。

一、老龄化问题

（一）衰老

1. 衰老的概念　衰老是指随着年龄的增长，身体生理功能产生的变化，分为3 个阶段：①一次衰老，即人体普遍出现身体功能的衰老，被称为生理性衰老或正常衰老；②二次衰老，即因疾病引起的变化，被称为因病衰老；③三次衰老，即在临死之前出现急剧、特有的身心功能衰弱。

2. 衰老时期　关于人从何时开始衰老，有两种说法：①从受精胚胎开始，伴随岁月流逝，整个人生的发育变化；②到达成长发育顶峰后，开始产生的变化，即自发育成熟的 25—30 岁开始进入衰退期。

3. 衰老的特征　满足衰老的 4 个特征（表 9-1），就被视为衰老。衰老现象是有害的，其普遍性、固有性、不可逆性，表现在身体功能下降，最终可导致死亡，并且死亡率随着年龄的增长而递增。

4. 衰老与疾病　一般来说，在衰老的过程中，人们更容易患病，但衰老与生病又不相同。生病虽然可致人死亡，但也可以被治疗和预防；而衰老却是不可逆、不可治疗的，它的进展与死亡密不可分。衰老可分为生理性衰老和因病衰老（表 9-2）。

5. 导致衰老的各种学说　导致衰老的各种学说并不是独立的，而是相互关联的（表 9-3）。

表 9-1　衰老的 4 个特征

基　准	内　容
普遍性	所有生命体发生的现象，不包括部分障碍和疾病
必然性	与出生、发育、死亡的现象一样，不受外部因素影响，是遗传规律所致、必然的结果
不可逆性	非突发性，构成整体细胞和细胞间物质的变化，是常年积累、不可逆的结果
有害性	随着年龄递增，对生命体的活动是有害的

表 9-2　生理性衰老和因病衰老的区别

生理性衰老	• 不管如何维持良好的生活环境和方式，即便没有患病和出现事故，衰老也是不可逆的 • 随着年龄的增长，出现记忆力低下、轻度动脉硬化、生理功能下降等问题
因病衰老	• 老年期多病会加快衰老，如因高血压、糖尿病、眼动脉硬化引起脑血管障碍、心脏病、血管性认知障碍等疾病

表 9-3　导致衰老的各种学说

衰老学说	概　述
消耗	随着年龄的增长，人体各脏器、细胞萎缩，身体柔软度消失，均来自身体消耗，并且每次消耗几乎无法再进行补充
代谢	在发育期形成的化学物质和细胞在新陈代谢过程中，由于老化的细胞堆积，造成细胞功能下降，由此产生消耗，逐渐衰老，消耗殆尽，直至生命终结
遗传基因	衰老被认为是遗传基因的组合，是预先排列好的。人经历出生、发育、成熟、衰老、死亡 5 个阶段，走完生命的全过程，即细胞分裂次数达到限数，生命结束
功能衰退	身体各器官脏器萎缩和功能低下，是衰老的主要原因
DNA 损伤	人体细胞内的 DNA 受到放射线、化学物质及体内因素的伤害，使 DNA 作用降低，由此引发细胞及脏器衰败
游离基	游离基在分子内部形成不稳定的活性氧，它使蛋白质和 DNA 等受到伤害，其结果又伤害了细胞，从而诱发衰老

（二）老年期

1. **老年期定义的必要性**　老年期是指人在壮年转入老年的时期。为了把高龄者列为国家福祉事业的惠及对象，必须对其年龄进行界定，以将可能因年龄界定产生的弊端尽量降到最低。

2. 老年人的各种界定

(1) 国际上对老年人的界定：世界卫生组织将 60 岁以上的人列为老年人。然而，世界范围的老龄化状况因不同国家而大不相同。2010—2015 年，世界人口平均寿命为 70.8 岁，而日本为 83.3 岁。因此，世界卫生组织将 60 岁以上人群列为老年人有其科学的依据。

(2) 日本对老年人的界定：各类资料显示，日本将 65 岁以上人群列为老年人。2018 年，老年人白皮书中显示，日本老龄化率为 27.7%（老龄化率指 65 岁以上的人口占全部人口的比例，老龄化率达 7% 以上为老龄化社会，达 14% 以上为老龄社会，达 21% 以上为超老龄社会）。

对老年人的界定，在日本相关法律及制度中各有描述。

福祉领域：在关于介护及福祉相关法律的老年人福祉法中，没有明确老年人的定义，但相关规定都是以 65 岁以上为对象。由此可见，划分老年人的年龄为 65 岁。

介护保险领域：在介护保险法中，40—64 岁被列入 2 号投保人，65 岁及以上被列入 1 号投保人，享受不同于 2 号投保人的政策。

防止虐待领域：2005 年制定的防止虐待老年人法（高龄者虐待防止法）中，将老年人定义为 65 岁以上。

老年人雇用法：在老年人雇用法中，关于退休年龄，1980 年之前为 55 岁，1986 年修改为 60 岁。2013 年 4 月实施的修改后老年雇用稳定法中，改为如果本人愿意，可一直工作到 65 岁。2013 年 4 月开始，退休工资的发放年龄每 3 年延 1 岁，直到 2025 年 4 月开始，65 岁发放退休金（表 9-4）。

随着日本少子化问题的加剧，传统就业年龄的人口巨减，人均寿命延长，超老龄社会的到来，预计今后对退休年龄的调整及老年人的定义将随着时代的发展继续改变。

表 9-4　继续雇用年龄

起算年月	延期年龄（岁）
2013 年 4 月起	61
2016 年 4 月起	62
2019 年 4 月起	63
2022 年 4 月起	64
2025 年 4 月起	65

(3) 从生物 – 心理 – 社会角度定义老年期：老年期的划分仅从法律角度考虑是不够的，还要从身体功能、心理变化方面考虑，以及从老年人的阅历角度看待老年期的问题。医疗领域将老年期分为 3 个阶段（表 9-5）。

表 9-5　老年期的划分

年龄阶段（岁）	老龄区分
65—74	前期高龄期
75—84	后期高龄期
85 以上	超高龄期

在整个老年期的变化中，老年人如何适应身心衰老、社会功能的退化，已成为一个重大课题。老年期作为人生的一个重要阶段，仅仅从年龄上进行划分是不合适的，不同年龄段老年人的身心状况、社会阅历各不相同，只有从生物 – 心理 – 社会角度综合地理解并尊重他们的差异，才能做好老年人的介护事业。

二、衰老给身体带来的变化

人的一生是一个出生、成长、衰老最终走向死亡的过程，这个过程被称为衰老。调节或维持体内生理功能与外部环境平衡的稳态应变的调节能力，影响着人的衰老过程。由于脏器的储备功能低下，患病与急性障碍后的恢复、适应能力下降；在受到各种压力的情况下，免疫功能也不能正常发挥作用。此时，生理性衰老就会加速，也更易诱发疾病，这种情况被称为生理性因病衰老。年龄增长导致生理功能下降如下。

1. **潜能储备**　体内积蓄的能量及生理功能的最大能力与日常生活所付出能力的差值，是体内储藏的缓冲能力。此能力充分时，可应对各种身心压力。但随着年龄的增加，这种能力就会逐渐下降。

2. **稳态应变功能**　稳态指生物体内保持相对稳定状态，当外部环境变化时，生物体通过行为和生理的反馈调节机制来维持内部环境的某一特定值的稳定，以期与外部环境平衡。随着年龄的增长，这种稳态应变功能会降低，产生各种影响。

3. **恢复力**　各种原因引起身体疲劳后快速恢复的能力。此能力会随着年龄增长而降低，与个人主观积极性有很大关系，因人而异，下降可表现为老年人超越正常活动后恢复时间延长、患病后不易康复等。

4. 活力　是指老年人不可逆的体力及活力逐渐下降，处于健康与要介护之间。虚弱状态的老年人需要被早发现、早预防，给予适当关注是可以使其恢复到健康状态的。例如，健康人患上感冒一般数日便可痊愈，但处于虚弱状态的老年人很可能出现发热持续不退，或加重转变成肺炎，或因感冒站立不稳而摔倒等各类后续问题。然而，老年人虚弱可以通过锻炼强化，从而提高身体素质。由此可见，需要加强老年人的介护，督促其进行适当的锻炼，这是维系老年人健康与生命、提高生活质量的关键。相关部门需针对性地采取应对方案，避免看似健康的老年人发展为介护对象。

5. 适应力　人体对抗陌生环境、外界各种压力、负面刺激等的能力，会随年龄增长而弱化。例如，适应力差的老年人入住养老院后，面对陌生环境，可出现坐立不安、困乏疲倦等不适感。

6. 免疫力　抵消危害健康的压力，并与之抗衡的能力，会随年龄的增长而减弱。例如，老年人免疫功能下降，对细菌及病毒的免疫力变弱。

7. 骨骼系统功能变化

(1) 肌肉变化：随着年龄的增长，肌肉收缩性降低，肌纤维萎缩，影响体力。身体的柔韧度降低，体力下降。

(2) 骨骼变化：随着年龄的增长，破骨细胞的作用愈加活跃，导致骨密度降低，骨质变脆。相比男性，女性因更年期激素减少，更加明显，极易导致骨质疏松。这将大大增加骨折的危险性。脊柱变形使身体前倾，驼背弯腰，身体姿态失衡，容易摔倒。此外，脊柱退变会造成腰部和下肢疼痛、麻木，为减轻疼痛，身体自然调整去适应不疼的姿势，从而加剧骨骼变形和身体失衡。

(3) 关节变化：随着年龄的增长，关节滑膜的骨胶原纤维增加，软骨水分减少，关节滑膜负荷增加，造成骨胶原纤维损伤，引起关节软骨变性（变质），关节活动促使滑膜磨损，导致关节疼痛、运动受限。

由于身体柔韧性、平衡性下降，很容易摔倒造成骨折，严重者会导致卧床不起。存在跌倒史的老年人会有"一朝被蛇咬十年怕井绳"的恐惧心理，这种心理更容易引起再次摔倒。诸如此类的负面因素使老年人的活动范围受限，足不出户，增加了孤独感。

8. 脑神经功能的变化

(1) 脑重量减少：一般成人大脑重量为 1200～1500g，20—50 岁重量明显减少。另外，阿尔茨海默病、Pick 病会使脑萎缩愈加明显。

(2) 神经细胞减少：大脑中的神经细胞随着年龄增长而减少，从而出现遗忘等。

(3) 脑代谢功能下降：大脑的正常运转需要葡萄糖和氧的新陈代谢，而葡萄糖和氧依靠血流带到大脑，随着年龄增长，脑血流减少，代谢降低。

(4) 脑神经功能下降：人的 12 对脑神经涉及视觉、味觉、听觉等各种作用，随着年龄的增长，这些作用明显降低。

(5) 对末梢神经系统功能的影响：①老年人末梢神经传导功能变得迟钝，在受外界刺激时，视觉、听觉、体力下降，反应变得迟钝；②越是复杂的运动，其反应时间越迟缓，动作缓慢越明显；③自主神经随年增长而变大，血压调节功能下降；④肺部收缩和扩张功能降低；⑤胃酸消化液的分泌量减少；⑥膀胱收缩功能降低，造成排泄障碍。

(6) 对体温调节功能的影响：正常情况下，人体自动调节机体的产热和散热过程，使体温维持在 36～37℃水平，这是细胞活动的最佳温度。随着年龄增大，体温调节功能下降。

(7) 对生活的影响：①健忘；②对新接触事情的记忆能力降低；③对各种信息的记忆发生困难；④大脑处理信息的时间增加；⑤神经反应慢，与年轻时相比，不易采取快速动作。例如，当失去平衡快要跌倒的瞬间，很难迅速伸手采取保持平衡的动作，容易摔倒；当触及热水壶时，很难本能地迅速收回手而容易被烫伤。

9. 感觉系统功能变化

(1) 视觉功能变化：视觉在人的活动世界发挥着重要作用。人的视力从 40 岁左右开始下降，超过 75 岁开始急剧下降。其原因是晶状体的弹力松弛，肌肉萎缩，调节功能、透光率变差。

随着年龄的增长，还会出现以下情况：①在同一位置和角度，向上观察的视觉范围变窄，有些标识牌的文字不能进入视觉范围；②对光的明暗适应时间变长，从明处到暗处或从暗处到明处的适应速度变得迟钝；③对颜色的判断上，由于晶状体变性、透光率降低，看物体会带有黄色，对黄白色、紫蓝色、蓝绿色的区别困难，但对红色、橙色的判断较容易。

(2) 听觉变化：听觉对于与他人进行语言交流、听音乐陶冶情操、识别危险声音具有重大作用。随着年龄的增长，听力降低，此现象在超过 50 岁的人群中逐渐增多，严重者可通过使用助听器缓解。老年人在视觉、听觉方面产生的变化使他们获取的信息量减少，也增加了回避风险的难度。对此，介护员工在介护工作中，应时刻保持清醒的意识予以应对。

(3) 平衡感变化：人的内耳具有感知平衡的作用。内耳的各部位与小脑连动，可调节身体各部位的姿态和转向，保持身体在平衡姿态下移动。但随着年龄的增长，相关功能减弱，难以维持平衡，容易失衡跌倒。

(4) 嗅觉变化：老年人可出现嗅觉失灵，表现为对腐败的味道、有害气体难以识别。因此，日常介护中，要特别注意避免其误食变质食物、发生煤气中毒等。

(5) 味觉变化：随着年龄的增长，味蕾减少，对味觉的辨别也产生变化。因此，老年人多喜欢吃重口味食品。此外，影响味觉的因素还包括假牙是否合适、唾液减少、口腔清洁程度、吸烟、疾病、服药等。

(6) 皮肤功能变化：皮肤包裹全身，区别体内与体外，还有保湿、防御功能，防止水分流失，以及外界病原体的入侵。随着年龄增长，高龄者皮肤变薄、失去弹性、汗腺数减少，甚至对外界温度不能及时做出正常反应。脂肪组织变薄，明显呈现出皱褶、松弛。在温度、触觉、震动、疼痛的皮肤感觉方面，也会出现功能降低，对来自外界刺激的反应迟钝。介护员工要理解老年人由于皮肤干燥带来的瘙痒，观察他们的皮肤是否因挠痒而发炎，或因皮肤功能降低而出现的体温变化、烫伤、压疮、外伤。

在为老年人提供介护服务时，既要考虑到他们身心的变化带来的负面影响，注意声音的高低、语速快慢、句子长短，也要灵活运用非语言的表达，达到最理想的交流和介护服务。

10. 血液循环系统功能变化

(1) 血液变化：随着年龄的增长，骨髓造血干细胞减少，红细胞随之减少，故不能充分输送养分，身体容易疲倦，活动量也逐渐减少，但细胞几乎不变。

(2) 血管壁变化：年龄增长，血管内壁的胆固醇沉淀，形成斑块，容易发生动脉硬化。血管壁增厚，失去弹性，血流阻力增大，易发生高血压，出现血压不稳、头痛、气喘吁吁、心情不好等。

(3) 血压变化：随着年龄的增长，由心脏送出最高血压的收缩压上升，经肺静脉回流的舒张压降低。老年人在急速改变姿势时，有时会引起直立性低血压。

基于以上变化，老年人运动时易出现气短，难以持续体力运动。另外，由于血管弹性差，毛细血管容易受伤，注意勿使其皮肤发生碰撞，以免引起皮下出血。

11. 呼吸系统功能变化

(1) 气体交换能力下降：在肺泡内的血液与气体交换称为外呼吸，血液与组织之间的氧气与二氧化碳的交换称之为内呼吸。随着年龄增长，肺泡数量减少，弹力下降，气体交换能力下降，容易引起运动气短。

(2) 呼吸肌功能下降：呼吸所需的肌肉被称为呼吸肌。老年人全身肌肉力量降低，呼吸能力下降。在肺部的气体交换能力变弱，排痰困难无力，容易引起感染。

老年人容易出现运动时气喘吁吁，长时间行走困难，喘气受限，浑身疲惫。介护员工提供服务时务必意识到以上情况，方可避免意外。

12. 消化系统功能变化

(1) 咀嚼功能变化：咀嚼是指将入口的食物嚼碎。人的牙齿会随年龄增加而逐渐磨损、变脆。牙面釉质减少，对冷热颇为敏感。唾液分泌量、齿合力、口唇、肌肉都会减弱。牙床萎缩，引起牙周炎，造成牙齿脱落，甚至影响义齿的功能。

(2) 吞咽功能变化：吞咽是指将嚼碎的食物通过食管送入胃的过程。老年人的食管控制肌群弱化，功能失调，容易使食物误入气道，发生呛食。

(3) 消化吸收功能下降：消化是指把食物营养成分分解成能够吸收的形式的过程。吸收是指水分、营养成分通过消化道内壁的细胞膜进入血管、淋巴管中。随着年龄增长，消化液分泌减少，胃壁运动、肠道蠕动降低，食物在消化道内滞留时间过长，可造成便秘或腹泻。

介护员工应该理解，老年人可出现牙齿松动、唾液分泌不足、食欲下降、消化不良，从而造成营养不足、体重下降、吃饭时间长、肠胃蠕动功能降低等各种情况。所以在照护饮食时，不要催促或不耐烦，耐心提供助餐服务。

13. 泌尿系统功能变化

(1) 尿道变化：女性尿道长 3～4cm，随盆底肌肉弹力降低，容易引起尿失禁。男性尿道长 16～18cm，在膀胱出口处被前列腺包围，随着年龄增长，前列腺压迫尿道，引起排尿困难。

(2) 肾脏变化：肾脏的作用是过滤血液中的代谢产物，将其与水分一起作为尿液排出体外。随着年龄的增长，肾脏功能下降，易引起尿频、脱水、丢失盐分等情况。

(3) 膀胱变化：老年人膀胱收缩功能下降，膀胱容量变小，尿储存量减少，可导致尿不尽、尿频、夜间起夜次数增多。

介护员工需注意：①老年人就寝后，排尿次数增多，影响睡眠质量；②残留尿液容易引起尿路感染；③高龄者容易出现尿失禁，如果介护员工为减少麻烦，一律使用尿不湿，会伤害老年人的自尊心，造成生活质量的下降；④老年人可因上述原因尿频脱水，要及时补充水分。

14. 生殖系统功能变化　男性的睾丸随年龄增长而萎缩，虽然精子会终生产生，但数量会减少，勃起花费的时间增长，射精量也会减少。女性阴道萎缩，容易出现阴道炎，子宫的下垂及脱落现象增多；虽然生殖功能消失，但性欲不会丧失。

15. **内分泌系统功能变化**

(1) 代谢所需的激素：糖类、脂肪代谢所需要的激素下降，肌肉量减少，产生体力、运动能力下降；形成脂肪堆积，引起相关疾病。钙的代谢所需要的激素下降导致骨钙游离，骨量减少。如果甲状腺激素分泌减少，容易产生倦怠和疲劳。

(2) 性激素：①女性在 30—40 岁后，雌激素慢慢减少，闭经后急剧下降，潮热、出汗、烦躁、心悸等更年期症状频发，骨量减少，容易患骨质疏松；②男性，雄激素中睾酮随年龄增加而减少，导致性功能低下，容易使男性产生抑郁状态。

(3) 生物钟相关的激素：在松果体中分离出来的吲哚类化合物多在睡眠中分泌，白天会减少，对调节生物钟起作用。如果老年人在户外日光浴减少，容易出现睡眠障碍。

16. **免疫系统功能变化**　老年人免疫力普遍下降，容易患各类疾病。为避免免疫力持续下降，介护员工需要根据老年人的身心变化特点，精心照护，保持他们的生活规律，使其做到营养平衡、睡眠充分、适度运动。

三、衰老产生的心理变化及影响

1. **注意功能变化**　注意功能是指人在参加各类活动时，避免被不必要的信息干扰，以便根据目的，选择所需要的信息的功能。

随着人的衰老，往往很难同时注意及辨别多个信息，注意力会弱化。此现象主要体现在信息量和背景方面，例如，如果让老年人从密密麻麻的铁路路线图中找出自己想去的站名，相比年轻人，他们排除非目的地站名信息的速度要慢得多。此外，让老年人同时关注多个事情时，因其注意功能下降，通常表现为这些事情都将做不好。

介护员工需掌握以上特点，只对老年人进行单独事件的沟通或简单操作，以达到提供良好介护的目的。

2. **记忆功能变化**　①感觉记忆，即通过视觉、听觉刺激感官得到的信息；②短期记忆，即预约日期、电话号码等瞬间所需的记忆；③长期记忆，即结合至今为止的知识、经历、经验、长期保持的记忆。老年人的各类记忆衰弱常导致他们对人生失去信心，影响其与他人交流的兴趣，从而变得孤独、消沉，不仅降低生活质量，还易出现或加重认知障碍。

对于短期记忆内容，介护员工应缓慢、明确、简洁地说明。例如，告诉老年人"今天，刮台风，停电，午饭，延期到，13 点 30 分，开饭"，并加上手势，一个词一个停顿，重复说明。此外，可以使用回想法，即鼓励老年人叙述自己的过去，以谋求其心理的舒适稳定，并与倾听者形成共鸣和进行交流，从而带来丰富愉悦的体验。回想法包括个人回想法和集体回想法。

3. **智力变化**　随着年龄递增，智力也会下降。

(1) 晶体智力：是根据过去的经验解决问题的能力，主要体现在理解和判断能力上，随着年龄的增长而降低。

(2) 流体智力：是当场解决新出现问题的能力，是对新知识掌握和记忆的学习能力。与晶体智力相比，流体智力降低速度较为缓慢。

四、日本人口老龄化、少子化带来的社会问题

据日本总务省统计局公开概算数据表明，截至 2020 年 9 月 1 日，全日本未满 15 岁人口为 1511.6 万人；15—65 岁人口为 7476.3 万人，与去年同比减少 41.8 万人；65 岁以上人口为 3605.4 万人，与去年同比减少 29.8 万人。

15—65 岁人口为支撑社会运行的主力，他们的减少预示着日本社会整体劳动力的减少和不足，其中介护员工呈现严重不足。因此，雇用 65—70 岁老年人的问题已经成为日本社会的重要课题。

1. **"介护辞职"问题**　在日本人口下降、劳动力不足、老年人增多的大背景下，单位员工因家中有需要照顾的亲人而不得不辞职的现象较为普遍。据日本总务省 2018 年 7 月发表的《2017 年就业构造调查结果》，从事介护工作的有 628 万人。其中，正式员工有 346 万人，至今约有五成的人一边工作一边介护家中老年人。另外，在过去的 1 年中，因介护家中老年人而辞职者为 9.9 万。此类调查每 5 年进行一次，在 2012 年的调查中，辞职的人约达 10.1 万。

2. **"老老介护"与"认认介护"问题**　日本社会不仅出现介护辞职现象，近年来，"老老介护"问题也逐年增加，并且情况日益严重。"老老介护"即老年人照顾老年人，他们的关系多为 65 岁以上的夫妻、父母与子女或兄弟姐妹。"认认介护"是指在以上年龄和关系中，同处于认知障碍状态下的人互相照护。

当今日本，65 岁以上的老年人所占总人口的比例已超过 25%，可以说每 4 个人中就有 1 位老年人。随着要介护者的增加，"老老介护"与"认认介护"也随之增加。介护从业人员数量日益不足，再加上"2025 问题"日益临近，日本政府已经加大了对应政策，其中一项就是引进国外劳动力。在过去以外国人技能实习生的名义补充

日本劳动力不足的基础上，近年针对介护职业等 14 个紧缺职种通过了特定技能签证法案。自 2019 年 4 月起，可以省掉实习生制度的中间盈利环节，只需通过考试，就可以让国外想来日本的就业者直接与日本用人单位签署劳动合同，并且放宽了签证及就业环境，以期缓解介护机构人手不足的现象。

五、老年人与健康

老年人随着年龄增大，身心功能下降，必然会出现各种疾病。作为介护员工，需要了解老年人常见疾病的概念、种类、原因等，理解这些疾病给老年人生活带来的不便，以及由此产生的不愿与他人交流等的消极心理，从而给他们提供更优质的服务。

（一）老年人常见疾病的特点

1.**治疗漫长**　老年人一旦得病，一般多为慢性、长期，而且很难彻底治愈。特别是在进入老年期之前所得疾病更是如此，如高血压、糖尿病，治疗过程尤为漫长。

2.**多种疾病同时存在**　老年人，特别是超过 75 岁的高龄者，往往不是一种疾病单独存在，而是几种疾病同时缠身。老年人一般记不清患病的时间和发展过程，服药时，更搞不清不同疾病、不同药物的服用时间，以及如何避免药物相互作用等。为此，日本各医院及诊所都为患者预备了一本开药记录薄，确保不会出现重复开药或避免出现药物相克。

3.**非固定性症状**　与年轻人患病后所呈现的相对固定的特点相比，老年人患病后的症状往往非固定。例如，年轻人得肺炎后大多出现高热、胸闷、咳嗽，而老年人可表现为不咳嗽、无痰、无热性肺炎，尽管看上去肺炎症状不明显，但很有可能突然失去意识或饮食不进。因此，在照护中应注意观察，不要被表面症状所迷惑。

（二）老年人常见疾病与介护

老年人常见疾病与介护的相关内容介绍如表 9-6 至表 9-10 所示。

表 9-6　骨骼疾病的症状与照护注意事项

疾病	要点	内容
骨质疏松	概述	骨质疏松可分为原发性骨质疏松和继发性骨质疏松。据 2014 年日本厚生劳动省进行的调查，包括潜在的骨质疏松患者约达到 54.4 万人。女性比男性多；从发病年龄看，男性为 60 岁以后，女性为 50 岁以后
	原因	• 女性原发性骨质疏松多在闭经后，雌激素减少，与男性相比骨量减少发生得早，骨质代谢低下；高龄后，钙质、维生素 D 的吸收量减少，容易骨折。运动递减、骨质变脆是形成骨质疏松的主要原因，另外，遗传、低营养、偏食都是骨质疏松的要因 • 继发性骨质疏松是特定疾病及药物影响产生的二次伤害，特别是甲状腺功能亢进症、糖尿病等
	症状	脊柱变形，疼痛，身高减少 4cm 以上
	治疗	• 药物疗法：钙制剂、活性维生素 D 制剂、维生素 K 制剂的使用可增加骨密度，增强骨质；也可注射强骨药治疗 • 食物疗法：多吃富含钙、维生素 K、维生素 D 的食物，多晒太阳以促进吸收 • 运动疗法：适当增加骨负担的运动，锻炼肌肉能力，但要注意避免跌倒
骨折	概述	老年人多出现脊柱压缩性骨折、股骨颈骨折、桡骨远端骨折、上腕骨近位端骨折
	原因	• 年龄增大 • 服用镇静药、抗抑郁药、安眠药、降压药等，出现药物不良反应 • 台阶、光滑地面、照明不良、拖鞋绊脚等外部因素诱发的跌倒造成
	症状	• 脊柱压缩性骨折：急性期腰背部疼痛，慢性期腰部严重酸胀感 • 股骨颈骨折：关节疼痛，跌倒后站不起来 • 桡骨远端骨折：手部关节剧痛，关节活动范围受限 • 上腕骨近位端骨折：手部关节靠近肩部方向的部位剧痛，不能抬腕及旋转
	治疗	• 脊柱压缩性骨折：移动时要佩戴整形矫正背心 • 股骨颈骨折：尽早手术后可下床活动，注意术后心律不全、肺炎的风险 • 桡骨远端骨折：多采用石膏固定或手术，避免石膏导致的手指麻木、发冷、指甲紫色或肿胀 • 上腕骨近位端骨折：多采用胸前吊带加以固定
膝骨关节炎	概述	膝关节软骨因摩擦而减少，导致膝关节疼痛的慢性病，随着年龄增长而加重
	原因	• 随着年龄增长，膝盖关节软骨因摩擦而减少，表面粗糙，发生炎症和变形 • 膝关节时刻承受身体 4~6 倍负荷 • 日本传统盘腿坐榻榻米，膝关节压力较大 • 女性绝经后激素失去平衡，软骨变脆
	症状	• 初期：关节微疼，膝盖发重感，无法盘腿坐，上下台阶困难 • 中期：疼痛影响日常生活，内侧关节有压疼感，滑膜及关节发炎 • 末期：膝盖变成竹节状，肿胀，疼痛加重，下肢变成"罗圈腿"

（续表）

疾　病	要　点	内　容
膝骨关节炎	治疗	• 保守治疗：减少膝关节负担，避免长时间走路、盘腿坐、上下楼梯，使用拐杖减少负担，注意膝关节保暖 • 饮食疗法：肥胖者注意控制饮食以达到减重目的 • 运动疗法：采取不给膝盖增加负荷的活动方式（仰卧、坐姿），水中走步锻炼肌肉 • 药物治疗：抽出膝关节积液，打镇痛针 • 手术疗法：当非手术疗法仍不能解除疼痛时，可实施手术治疗
风湿性关节炎	概述	由免疫系统异常引起，出现肿胀，剧烈疼痛，软骨及骨出现病变，关节变形，失去关节功能。关节内滑膜产生炎症，出现慢性化时，滑膜增生，破坏周围组织。据推测，2020 年日本患者为 70 万~80 万，女性居多，发病年龄多为 40—60 岁
	原因	机体免疫功能出现异常，自身细胞受到攻击，关节内发生炎症。原本产生关节液、维持关节功能的滑膜出现炎症，并慢性化，导致关节受到破坏
	症状	• 初期：左右手指、脚趾对称肿胀，早晨存在僵硬感 • 若炎症蔓延至下肢大关节，常步履艰辛 • 若炎症蔓延至颈椎，会出现手足麻木、无力 • 免疫力下降，造成全身症状，如发热、倦怠、食欲缺乏、贫血等
	治疗	• 药物疗法：包括非类固醇抗炎药、副肾皮质类固醇、抗风湿药、生物制剂。非类固醇抗炎药可迅速缓解疼痛及肿胀，但几乎没有抑制关节破坏的效果；抗风湿药、生物制剂修复出现异常的免疫系统，抑制关节破坏，但其效果因人而异，并可存在不良反应及成本问题 • 手术治疗：经长期治疗无效，关节变形，不能发挥功能时，有必要考虑置换人工关节的手术
脊柱变形	概述	随着年龄增长，在构成脊柱的 24 块骨头与其间起缓冲作用的椎间盘发生变化，若发展严重，可出现腰背疼痛，活动受限
	原因	• 从机制上讲，起缓冲作用的椎间盘随年龄增长变薄，骨头与骨头之间的结合弱化，为弥补这种弱化，机体发生反应，在脊柱端产生骨刺，这种现象被称为"脊柱变形症状" • 负重的体育运动和工作增加了脊柱的负担，椎间盘损伤，容易产生骨刺 • 椎间盘寿命与遗传有关 • 与抽烟和肥胖有关
	症状	• 颈椎部分变形：引起疲倦、头重、疼痛 • 骨刺压迫神经：导致患者出现手足麻木、全身疼痛等现象；进行伸展动作时，臀部到足部出现疼痛感
	治疗	• 症状不明显：患者应少抽烟，控制体重，锻炼背部、腹部等身体的肌肉力量 • 严重疼痛：可用药缓解，使用促进血液运行的热敷法和理疗康复；如无效果，可与医生商量进行切除骨头变形部分的手术治疗

（续表）

疾 病	要 点	内 容
椎管狭窄症	概述	在椎管中有脊髓，脊髓在第一腰椎位置呈现形似马尾的神经，当年龄增长或有疾病时，马尾神经通道变窄，压迫神经，出现行走障碍。60岁后会出现间歇性跛脚
	原因	随着年龄增长，神经附近椎间盘膨胀，连接椎骨的椎间关节处形成骨刺，骨刺压迫神经出现症状
	症状	• 行走时出现麻木、疼痛、僵硬，导致跛脚，经过休息会缓解 • 发展严重时，不走路也会疼痛、麻木，会阴部不舒适，有时大小便困难
	治疗	• 保守治疗：穿戴整形矫正背心，通过药物治疗改善神经血流状况，减轻麻木、疼痛，以及热敷疗法、牵引治疗等 • 手术治疗：当保守治疗效果不佳，行走困难、体力下降、排泄障碍时，可考虑减压，以及减压加固定的手术治疗

表 9–7　神经、脑血管疾病的症状与照护注意事项

疾 病	要 点	内 容
帕金森病	概述	在日本，开始发病年龄为50—60岁，年龄越大，发病比例越高；女性比男性多；家族遗传占5%～10%，多数属于非遗传性
	原因	• 高龄老化，中脑黑质细胞减少 • 遗传 • 环境
	症状	• 主要运动症状：手足颤抖、行走缓慢、肌肉僵硬、身体平衡难把握 • 主要非运动症状：自主神经性便秘，尿频；直立性低血压；疼痛、疲倦；睡眠障碍、失眠；抑郁、心烦、反应迟钝、幻想、妄想；认知障碍症状
	治疗	• 药物疗法 • 刺激性的仪器辅助疗法 • 运动性的康复疗法 • 新方法：由于以上3种疗法不能有效控制黑质神经细胞的减少，日本正在研究利用诱导多能干细胞疗法和遗传治疗方法
脑血管疾病	概述	脑血管在狭窄或闭塞处，出现血流阻碍，使脑组织坏死
	脑梗死 原因	• 腔隙性脑梗死：因脑血管增厚，引起血管堵塞，出现3mm～2cm的血栓，症状不明显；60岁以上占15%～20%，70岁以上占30%，80岁以上占50% • 脑溢血：由于高血压的负担，在脑深部细血管上出现破裂 • 动脉粥样硬化性梗死：胆固醇堆积，导致覆盖产生动脉硬化的血管硬化层膜破裂，形成血栓，堵塞血管

（续表）

疾　病	要　点	内　容
脑血管疾病	脑梗死	原因	• 心源性脑栓塞：因心律失常使在心脏内产生的血栓被血流带到脑部，造成血管堵塞而引发症状
		症状	表现为脑梗死的症状，如半身（包括手、足、脸）活动受限、眩晕、呕吐、说话口齿不清、反应迟钝、视觉不清、出现重影、意识障碍摔倒、失语、失认等
		治疗	一旦发病，应迅速就医 • 普遍以静脉注射药物治疗为主，在发病 4 小时内，使用溶栓药可溶解血栓，恢复血流，有望改善症状 • 症状达到一定程度，使用支架也较为有效 • 实施其他外科手术
	蛛网膜下腔出血	概述	包覆脑的蛛网膜，在膜下脑表面的脑动脉出血。因多为脑动脉瘤破裂，一旦发现，应及时治疗。如果是主动脉出血，则出血量大，在脑死亡中所占比例最大。如果是少量出血，治疗得当可避免发生意识障碍。如果动脉再次破裂，就会格外严重，一般多突发于剧烈头痛
		症状	呕吐、头痛、呛食
	烟雾病	概述	烟雾病是发生在脑血管的疾病，由内颈动脉末端部分变细，出现阻塞性脑供血不足造成。发病时，大脑为补充脑血管血流量不足而形成脑血管扩张，可看到脑底部呈现"烟雾般模糊状血管网"，因而命名
		原因	仍不清楚，是否与遗传相关也正在研究中
		症状	手脚麻木，口齿含糊不清，嘴唇出现痉挛，手脚不能按自己意识动作，出现难控动作，容易并发脑梗死、脑出血
		治疗	为预防发展至脑卒中，进行手术及抗血小板药治疗较为有效

表 9–8　眼、耳、皮肤疾病的症状与照护注意事项

疾　病	要　点	内　容
眼部疾病	白内障	• 眼中的晶状体变白、混浊，视觉、色觉出现异常，视物出现雾状模糊 • 病因多与年龄增长、糖尿病或过敏性皮炎综合并发有关，也与先天性、外伤、视网膜脱落有关
	青光眼	• 眼压增高，向大脑传递进入视野的视神经受到压迫，导致损伤，使视野变窄 • 病情进展没有明显的自我感觉症状 • 此病一旦确诊则不易恢复，并且部分会出现失明症状，所以一定要定期检查，提前发现

（续表）

疾　病	要　点	内　容
眼部疾病	老年黄斑	• 在视网膜中心部位的黄斑出现异常障碍 • 特点是在初期看东西变形，随着病情发展，视力目标中心会出现黑色暗点，此后症状急速加剧，出现部分失明
	治疗	• 白内障：实施晶状体置换手术，将自身晶状体混浊部分去除，换上人工聚焦膜。由于此技术早已成熟，眼内异物排斥发生率为 1/5000 • 青光眼：激光手术 • 其他：药物治疗、保健训练、眼镜矫正等
耳部疾病	概述	老年人的听觉障碍与年龄相关，一般发生在 65 岁以后，此时患者开始急剧增加，并较为普遍。患者听力出现明显变化，经常多次听不清声音，增加痛苦，伤害自尊，不愿与他人交往
	病因	耳蜗毛细胞折断、脱落，传声信号弱化
	症状	• 听觉逐渐减弱 • 可没有感觉，或出现对话时耳鸣，或听不清反复回问确认，或看电视时把声音调得很高
	治疗	一般治疗效果不明显，多使用助听器
皮肤病	概述	常见老年性皮肤瘙痒、疥癣、白癣。一般随着年龄增长，皮肤功能下降，给老年人带来困扰
	病因	• 皮肤保湿功能成分减少，皮肤功能下降，皮肤干燥，外界刺激产生瘙痒 • 疥癣：由疥癣虫及虫卵寄生在皮肤的角质层并扩大形成，通过皮肤、衣物接触传播，家居传染性极强 • 白癣：真菌传染
	症状	• 夜间瘙痒明显，冬季随着干燥及降温，瘙痒加重 • 疥癣：瘙痒，除了头部、脸部外，几乎全身发病 • 白癣：主要发生在脚趾，趾甲增厚，呈现白浊状，严重时趾甲变形，感染皮肤时会有痛感
	治疗	一般采取药物治疗
	介护	• 瘙痒：改善皮肤干燥，可涂抹皮肤保湿乳液等，防止水分蒸发 • 疥癣：采取防止感染措施，工作中要常洗手、戴口罩和一次性手套，减少人与人之间皮肤接触，接触患者的毛巾等物品一定不可共用 • 白癣：按时涂抹止痒药膏

表 9-9　循环系统疾病的症状与照护注意事项

疾 病	要 点	内 容
高血压病	概述	来自心脏的血液对动脉壁作用所产生的压力超过正常值。血压的高低取决于心脏发出的血量与末梢血管抵抗的大小
	病因	一般来说，高血压形成多与遗传因素和生活习惯（盐量、饮酒、暴食、肥胖、钙和钾的摄取不足、吸烟、运动不足、压力）密切相关
	治疗	• 改善生活习惯 • 服用降压药
	介护	• 严格遵照医嘱，按时按量喂药，否则有可能诱发脑梗死、心肌梗死 • 充分发挥营养师的作用，合理调整饮食结构，少盐，禁烟酒，鼓励患者适当运动 • 注意观察患者变化，及时与医护人员沟通
缺血性心脏病	概述	人体内负责向驱动心脏跳动的心肌供血的冠状动脉血管变窄、变硬，导致不能向心肌供血的疾病
	病因	造成缺血性心脏病的主要原因是动脉硬化。随着年龄的增长，血管内膜沉积了胆固醇等，致使冠状动脉血管变窄，损伤内膜细胞，形成血栓堵塞血管；如果血管完全堵塞缺血，心肌细胞坏死，则会形成心肌梗死。衰老、高血压、抽烟、肥胖、糖尿病会加速病情发展
	症状	• 具体症状因人而异 • 共同特点：胸背有强烈疼痛感、压迫感，气喘吁吁，怕冷，发汗，意识模糊，多有发自身体深处的疼痛感
	治疗	• 药物治疗 • 手术治疗：支架手术，冠状动脉搭桥手术
	介护	• 改善生活习惯，避免精神紧张、兴奋，或暴饮暴食、饮酒、长时间泡澡、吸烟 • 按时服药，进行适当运动，保持大便通畅，以免用力排便造成血压增高 • 对老年人测量检查时，注意其数值的变化

表 9-10　呼吸系统疾病的症状与照护注意事项

要 点	内 容
概述	高龄者的呼吸性疾病有慢性阻塞性肺疾病、肺炎、哮喘、肺结核。据政府 2014 年调查报告，慢性阻塞性肺疾病患者 26.1 万，肺炎患者 42.8 万，哮喘患者 111.7 万，肺结核 2 万。2017 年，肺炎已经成为致使死亡疾病排名的第 3 位
病因	• 慢性阻塞性肺疾病：与吸烟等有害气体及有害颗粒的异常炎症反应有关，致残率和病死率很高 • 肺炎：一般多为呼吸或接触各类病菌感染造成

（续表）

要　点	内　容
病因	• 哮喘：源于环境因素较多，如吸入花粉、真菌、动物毛发、刺激性化学气味等 • 肺结核：感染结核分枝杆菌
症状	呼吸困难、咳嗽、痰多、发热
治疗	• 药物治疗 • 呼吸康复治疗
介护	• 保持室内温度避免感冒，保持湿度，避免尘土刺激呼吸道黏膜 • 让患者有充足的睡眠，以保护大脑。减少肺脏呼吸带来的能量消耗 • 咳痰多的老年人，注意多变换体位，便于使痰咳出 • 无力咳痰的老年人，要遵医嘱实施吸痰，防止痰堵住呼吸道，突发窒息 • 注意观察咳痰的声音、颜色及量，以便于诊断病情变化

第 10 章　认知障碍介护

一、关于认知障碍

（一）认知障碍的概念

1.定义　认知障碍一般是指在成年后，认知功能出现障碍，并导致日常生活也陷入影响的状态。

人类在每天的日常生活中需要获取很多信息，并将此信息对照过去所积累的知识进行选择，对眼前的事情做出取舍判断，为此，会涉及记忆、知识、交流、理解、思考、计算、注意力等与心理活动相关的功能。为此，需要搜集信息，进行分析判断的功能被称之为认知功能。

患有认知功能障碍的人可能会对一个问题反复提问，例如"今天周几""几点吃早饭"，并且对自己提出的问题立即忘得一干二净，这与随年龄增长而发生的记忆力减弱不同，属于认知障碍初期现象。其他表现可包括明明在家却不断说"我想回家"，或已经退休多年却对家属说要上班，或清醒时做饭，但转眼间就忘了关煤气或水龙头，具有危险隐患。

2.认知障碍的特征

(1) 年龄越高，发病率越多（表 10-1）：据悉，2012 年日本每 7 名高龄者中有 1 名认知障碍患者。如果算上轻度认知障碍，则每 4 名 65 岁以上的老年人中就有 1 名具有认知障碍特征。据日本厚生劳动省预测，到 2025 年，除轻症外，将达到每 5 名高龄者中有 1 名认知障碍患者。

表 10-1　年龄与认知障碍发病率

年龄（岁）	65—69	70—74	75—79	80—84	85—89	90—94	95 以上
患病率（%）	2.2	4.9	10.9	24.4	55.5	61	79.5

引自 2013—2015 年日本厚生劳动省统计数据

(2) 不同年份认知障碍患者的推移（表 10-2）：据 2013 年筑波大学发表的研究报告推算，2012 年日本认知障碍患者确诊人数为 462 万人，到 2025 年认知障碍患者将达到至少万人。

表 10-2　年份与认知障碍患者人数（万人）

范　围	2012 年	2015 年	2020 年	2025 年	2030 年	2040 年	2050 年	2060 年
最少	462	517	602	675	744	802	797	850
多达		525	631	730	830	953	1016	1154

引自日本厚生劳动省 2019 年报告

(3) 患病原因复杂：认知障碍是由脑神经细胞网出现障碍引起的，而这些障碍也可由多达 70 多种疾病导致，其中最多的类型是阿尔茨海默病、血管型认知障碍、路易体型认知障碍、脑外伤、脑炎、脑肿瘤、正常压脑积水症等。介护员工需要了解这些类型的特点，以便进行良好的介护。

(4) 具有进展性：认知障碍都具有一个进展性过程的特点，老年人的认知障碍多随年龄及病情的变化而加剧。

(5) 不可逆性：当前，除了极少部分情况以外，认知障碍基本不可治愈。

3. 认知障碍的主要类型（表 10-3）

表 10-3　认知障碍类型及特点

序　号	认知障碍的分类	病　因	特　点	占比（%）
1	阿尔茨海默病型	大脑皮质神经细胞减少，导致脑神经细胞萎缩	• 70 岁以上女性居多，记忆出现障碍，健忘、幻想、胡思乱想等核心症状 • 思考判断障碍，时空认知障碍 • 即使认知障碍症状发展，也保持着自己的固有人格 • 不识数，不能控制行动，不能读写 • 病情发展至末期为 10～15 年，可表现为不语、不动，多因感染或心力衰竭而终	67.6
2	血管型	多由糖尿病、脑卒中、动脉硬化、脑血管破裂、高血压病等引起	• 随血管障碍而反复，症状加重 • 易伴随半瘫，语言障碍 • 犯病时突然、时好时坏 • 发病前出现头痛、头重、眩晕、遗忘 • 发病 5 小时内抢救治疗几乎不会留下后遗症，要早发现，早治疗	19.5

（续表）

序　号	认知障碍的分类	病　因	特　点	占比（%）
3	路易体型	脑中圆形路易体增多、神经细胞坏死。	• 常见于 65 岁以上男性老年人 • 多出现幻视、自言自语、手哆嗦、肌肉僵硬、易跌倒 • 症状明显，好坏交替，逐渐加重 • 有些症状与阿尔茨海默病类似	4.3
4	额颞痴呆与 Pick 病 ❶	额叶、颞叶萎缩。前头叶、侧头叶局部变形、萎缩	• 一种影响到认知、语言、人格、社会能力的临床综合征 • 40—65 岁发病 • 性格突变，抢别人东西，突然暴怒，爱暴力，自己意识不到不好 • 重复自语，重复同一动作 • 饮食口味变幻无常，会突然吃东西	1
5	其他，如内分泌性、代谢性、中毒性、感染性、肿瘤性、外伤性等	甲状腺、下垂体功能下降，营养不均衡，脑寄生虫，脑肿瘤等	兴奋、幻觉、意识障碍、失禁、卧床不起、眼球运动障碍、步行失调、容易跌倒等	7.6

（二）日本对认知障碍的认识及进展史

1. 认识认知障碍的过程

(1) 过去：在日本，对认知障碍的认识并不遥远。最初，由于医学研究水平的限制，人们没有把认知障碍当作疾病，而是把认知障碍所表现出来的异常症状称作"痴呆、神经病"，敬而远之。到了明治年代，受西方医学的影响，开始将具有认知障碍症状的人当作患者，设置了"疯人院"进行收治，直到后来，才出现了专门的术语，即"认知障碍"。

(2) 20 世纪 60 年代：据日本相关文章介绍，曾发生过认知障碍的老年人被锁在放杂物的房内，冻得瑟瑟发抖的案例。过去，由于家庭无法照顾，常将认知障碍老年人送到老人院或精神病院，患者被捆住手脚，强行灌药的悲惨现象经常发生。

1963 年，老年人福祉法将老年人列入福祉待遇对象。此后，出现了养护老人院、

---

❶ 1892 年，捷克学者 Arnold Pick 首次发表了前额叶与侧额叶呈现萎缩的精神疾病报告，后将其称为 Pick 病。主要表现为进行性智力障碍，呈慢性病程，可在成年的任何阶段发病，但发生于 50—60 岁，女性比男性多见

特别养护老人院等一系列围绕老年人服务的设施。

1966 年，日本国会通过并设定了敬老日。但由于各种原因，具体日期一直存在争议。最初设定为 9 月 15—20 日，后调整为 9 月第 3 周的某一天。

1973 年，开始了老年人医疗免费制度。然而，却几乎没有对认知障碍患者的援助政策，出现了当家属在家庭中不能继续照顾时，多数选择将认知障碍老年人送往精神病院的现象。

(3) 20 世纪 70—80 年代

20 世纪 70 年代末，认知障碍患者的问题已经愈加突出，多数话题以认知障碍的各种症状及行动为中心进行讨论，但仍未涉及解决认知障碍患者及照顾的问题。

20 世纪 80 年代初期，京都发起了"痴呆老年人家属会"（现已改名为"认知障碍患者与家属会"），促进了日本在老年人精神保健及公共卫生政策的审议会上对认知障碍问题进行了讨论。但话题只限于作为对认知障碍患者治疗界限的补充，在进行居家照护支援的必要性上，属于保护性、教育性范畴，并未对认知障碍患者在生活中存在的实际困难等问题予以深入探讨。

20 世纪 80 年代中期，随着认知障碍患者的增加，以及出现的相关问题逐渐突出，日本为使当时的所有特别养护老人院都能接收认知障碍患者，开始启动了认知障碍老年人技术培训事业，并对特别养护老人院现场介护员工进行了相关培训。

在政府倡导下，随着老人院的设立及快速增加，照顾方法的问题也被提到了议程上。然而，在养老院现场对认知障碍的管理上，为防止患者发生各类问题，仍然实施房门上锁、服用安眠镇静药等对其进行约束性的"保护"措施，无视了患者的人格和尊严。但与过去相比，已经从"对待精神病"患者的方法，逐渐提高了照顾理念。

1987 年，制订了社会福祉士及介护福祉士制度，旨在将家庭介助走向社会化介护，使介护的专业化及技术培训方面有了进步。

2. 认知障碍患者之家　1987 年，随着小规模多功能化的老年人设施的出现，在介护实践中，人们意识到，将来自同一居住区域相互熟悉的老年人集中安排在一起生活，会增加他们的安心感。因此，为了缓解认知障碍患者面对陌生环境加重的不安情绪及病情发展，设立了具有熟悉环境和邻里关系的"认知障碍患者之家"，为避免认知症患者及家属等忌讳，也称之为"集体之家"。

20 世纪 90 年代，小规模"集体之家"的温馨环境、家庭式的集体生活方式得到了社会的普遍认可。

3. 大型养老机构引入认知障碍患者的介护　随着医疗机构以外的认知障碍患者设施的发展，认知障碍患者脱离医院、精神病院，入住"集体之家"的数量增加，推进了认知障碍患者的个别化生活试点、维权，以及患者自己或家属选择介护质量的观念。

由于社会对"集体之家"小型化、有效化的肯定，一些大型养老机构也逐渐引入了"集体之家"的模式。按照政府及业界的规定，养老机构在设施内划分出数个"集体之家"（单元），不仅给予认知障碍患者日常介护服务，也为认知障碍患者提供了良好的生活空间。

4. 纳入介护保险中的认知障碍服务

(1) 认知障碍纳入介护保险过程：2000 年，日本正式实施了介护保险法，其中强调了对保险法涉及的介护对象的维权观点，将接受介护服务的老年人从过去的政府部门对取得介护保险等级证的老年人采取指定入住哪家、哪类养老院的制度，改为一切由老年人自由选择并签订合同的制度。

2001 年，政府启动了"集体之家"必须按规定对介护服务过程进行自我评估的制度。

2002 年，启动了外部评估制度。这种内外结合的评估制度内容包括符合既定理念的经营、使入住者安心的信赖关系的管理、保持入住者有尊严地生活的介护服务理念、为认知障碍患者提供如正常人生活的支援等多个方面，涉及 55 项评估要点。

2003 年，修改的介护保险法明确提出了在介护保险框架下，针对介护对象介护服务方向的"关于 2015 年老年人的介护"报告。在此报告中，根据维护老年人尊严的介护原则，提出：①强化介护预防；②旨在维护生活持续性的新的介护服务体系；③确保介护服务质量的提高；④对认知障碍老年人确立新的介护形式。这些提议作为制定新政策的基础，对介护保险制度的修改产生了积极的影响。

(2) 由"痴呆"改为"认知障碍"：2004 年，在日本厚生劳动省召开的用词研讨会上，接受了提议，废除"痴呆"的用词，改用"认知障碍"（日语为"认知症"）一词。自 2004 年 12 月起，统一将"认知症"（日语）作为官方用词。这不仅是一个词的更换，其意义更在于消除了对认知障碍患者的偏见和误解。另外，还采纳了《面向 2015 年老年人的介护》报告的建议，讨论了对于认知障碍老年人的介护现状，通过了采取以让认知障碍老年人在临终阶段得到有尊严的生命质量为目的，以为认知障碍老年人提供良好的介护为本，展开普及教育，并做好各养老机构服务协调管理的对应新模式。

(3) 创建深入区域型服务：日语中的"区域"一般是指具有在政治、经济、文化等相关方面有一定自立管辖空间的行政区域，而在介护行业资料中常用的"区域"是指行政区域下的某个区域，可理解为中国的社区。深入社区型服务是指包括在此区域所辖范围内，根据人口及机构配置等设置的介护服务机构。该项服务的设立在 2005 年提出，在 2006 年创立了深入社区型的服务制度。在此制度中，"集体之家"

也作为体现认知障碍患者对应型集体生活所提供的介护服务，实施介护预防的机构得以定位，为认知障碍患者由家庭照护走向社区服务机构的介护服务奠定了基础。

(4) 社区综合介护：2012 年介护保险制度修改案中，针对 1947—1951 年生育高峰的一代到 2025 年基本都达到 75 岁高龄的预测，出台了"社区综合介护体系"。其目的在于，实现构建让这一阶段的老年人即使已经进入重度介护状态，也能够在熟悉的区域设施中度过有尊严的人生最后阶段。为此，如何给他们提供居住、预防、医疗、介护、生活方面的服务，对日益剧增的老年化社会具有非常现实性的意义。社区综合介护体系以老年人所在的行政区部门为主体，根据所具有的区域权限和发挥自主性，结合行政区所管辖区域特点进行构建。

二、认知障碍介护的理念

（一）对认知障碍患者介护的原则

1. 以人为本的介护　以人为本，即在给予认知障碍患者以所需的介护的同时，将其作为一个正常人加以尊重，站在对方的角度，理解心境，提供良好的介护服务。

2. 因人而异的持续介护　认知障碍患者并非任何事情都不懂，只是不能恰当地表达自己。为此，需要介护员工改变以下观点：①逐一提供因人而异的介护服务会造成工作量大、效率低；②轻看失去自理能力、身心控制能力差的重症患者；③认知障碍患者智商低、糊涂、痴呆。此外，要了解每位认知障碍患者的人生背景、阅历、习惯、兴趣等，根据不同患者的特点加以引导。

（二）对认知障碍患者介护的视角

1. 把认知障碍患者当作正常人　医疗机构期待治好患者，介护机构期待能让身心障碍的人生活有尊严。为了做好认知障碍的介护服务，不能把认知障碍症状当作负面的问题看待，而要把认知障碍患者当作正常人对待。做好以人为本，在尽可能的范围内给予尊严上的保障。为此，需要充分了解每个认知障碍患者的特点。介护员工不可因不同于患者的价值观而否定他们，应表现出理解和接纳的态度。

2. 寻找可能的方法予以介护　对认知障碍患者的陪伴表现为怀有同感地接受并一直陪伴在对方身边。这是介护员工的积极贴心的态度，以建立和介护对象互相平等的关系。然而，由于认知障碍患者客观上的原因，在实际介护现场，介护员工与认知障碍患者不可能是完全自然对等，但至少可以在心里把对方当作互相帮助的伙伴。另外，过度介护也可能会剥夺认知障碍患者的意愿，介护员工嫌麻烦替认知障碍患者做他们自己可以做的事情的现象常发生在介护员工过分疲劳、忙碌、缺乏协助或没有接受过充分介护训练的情况下。介护员工需要根据患者特点，保持耐心，寻找可能和适当的方法予以介护。

三、认知障碍患者的症状

（一）认知障碍症状的概述

众所周知，认知障碍不仅容易遗忘事情，而且常无法完成日常生活中的认知性活动。其症状因具体疾病不同，同时因人而异，可分为核心症状和连带症状（表 10-4）。核心症状是由脑神经损伤引起的主要症状，连带症状是由核心症状引起的非主要的症状，包括精神、行为症状。近年来，国际上常用认知障碍的行为精神症状（behavioral psychologcai symp of dementia，BPSD）来表示连带症状。

表 10-4　核心症状和连带症状

连带精神症状	核心症状	连带行为症状
焦躁不安	记忆障碍	攻击性言行
徘徊	时空认知障碍	污秽行为
强迫症	判断能力低下	搜集癖
抑郁症	计划及实施功能障碍	异食症
幻觉、错觉	失语、失认、失去行为	大小便失禁
胡思乱想、睡眠障碍		昼夜颠倒

认知障碍患者基本表现出核心症状的一部分，而连带症状并非人人都有，核心症状在发病初期到中期阶段，随病情加重而表现明显，会出现因连带症状与核心症状重合而难以区分的情况。认知障碍发展到中期，会出现明显的连带症状，如怀疑身边的亲人"偷自己东西"。

（二）认知障碍患者核心症状和连带症状的特点

1. 核心症状的特点

(1) 记忆障碍：最早表现出的认知障碍症状，分为短期（即时）障碍和长期（近期、过去）记忆障碍。例如，患者对过去的事情有记忆，但对于刚刚发生过的事情，立刻就想不起来。一般情况下，随着年龄的增加，由于大脑的老化，记忆减退，容易忘事，但这种老年性健忘与认知障碍性记忆障碍存在区别（表 10-5）。

表 10-5　老年性健忘与认知障碍性记忆障碍的区别

老年性健忘	认知障碍性记忆障碍
能意识到自己忘记了某件事	没有自己忘记事情的意识
只忘记事情的一部分	特别容易忘记眼前的事，但会记得部分过去的事
如果有提示，可以想起一部分或全部忘记	对于眼前的事情，即使给予提示也丝毫没有印象，整个事情全部忘记，犹如一部影片被剪掉的部分，寻无踪迹
不妨碍日程生活	影响日常生活
不会影响判断力	判断能力降低

(2) 时空认知障碍：患者对时间、空间（地点）、季节、周围人际关系等失去了概念。例如，明明在家常却问"我在哪里"，反复问"现在几点"等，对被告知的时间或地点没有记忆。如一位 70 多岁女性认知障碍症老人，在养老院闹着要离开，当被问这是哪里时，她回答不知道。当告诉她这里是养老院时，她自言自语："养老院是什么，我不知道。"

(3) 失语、失行、失去行为功能具体如下。

失语：主管语言的一部分功能丧失，说话时词不达意，不能完整地表达本意。失语可分为：①运动性失语，即可听懂对方的话，自己却张口结舌，语无伦次，词不达意，写字困难，因听者难以理解而失去表达的意愿；②感觉性失语，即自己能够流畅地说话，但对于对方的话和文字却不能理解。

失认：感觉失灵。即便身体各项感觉功能都正常，但本人却不能认知，表现为"视而不见，充耳不闻，触而不知冷热，嗅而不知其味"。

失去行为（行而不达）：患者并非一定因身体运动功能出现障碍而不能行动，他们有进行某个动作行为的意识，可以去做，却不能如愿以偿，即身体不能按照大脑指令彻底完成某个行为来达到自己原本想做的目的。例如，想穿鞋却突然忘记了穿鞋的方法，或正做着饭却不知道下一步该做什么。曾见过一位男性认知障碍症老人，有行走和徘徊的冲动，但却不知道目的地，即便说要回家，但在行走后，也会忘记自己要去哪。

(4) 计算力低下：不能认知数字和进行计算，在疾病初期出现其他症状之前，较为明显，随着病情的加重越发明显。在非认知障碍型养老院，为预防老人们患认知障碍，会组织他们进行大脑锻炼活动，其中包括各种简单有趣的加减乘除运算。

(5) 判断能力低下：随着病情的发展，患者会对各类事情的判断变得困难。当需要判断某件事情时，大脑会变得一片空白，不知所措，无法单独进行判断，以及完成一项有目的性的事情。对于复杂的事情，或同时谈论几件事情，患者会产生混乱。因此，介护员工不要说似是而非、难以理解的话，要时刻给予具体、易懂的提醒。

2. 连带精神症状的特点

连带精神症状是指在主要核心症状影响下，随着病情进展所呈现出来的症状。

(1) 焦躁不安：处于初期认知障碍的人会表现出不安、焦躁、郁闷、无精打采，这种无缘无故的茫然不安会直接困扰着他们的日常生活。例如，无端感到自己的内心世界受到袭击，急剧心慌，恐惧加重，不敢出门。

(2) 徘徊，回家欲望强烈：外出后找不到回家的路，在家附近徘徊数小时也找不到自己的家；即使已经在家里，但总觉得自己的家不在这里，有一种很想回家的欲望，叨念着要回家；已经入住养老院，常常有想回家的冲动。

(3) 强迫症：有些患者会出现强迫症状。例如，反复洗手，或出门时反复拉门把手以确认是否真正锁好。

(4) 抑郁症：患者进入初期认知障碍之前，频繁出现情绪低落。典型的抑郁症现象会在发病前 3 个月左右出现，表现为没有睡意，食欲缺乏，把自己关在屋内等。此时还不能算认知障碍，若没有好转，会出现突然忘事等，则要考虑是否出现了认知障碍连带症状，其易被误解为抑郁症。

(5) 幻觉错觉：患者会"看到"或"听到"客观现实中没有的事情。这种幻觉不是一瞬间的错觉，而是在一定时间内不断反复出现这种不可能的事情。例如，患者会指着空中说看到了早已经过世的亲人等。

(6) 胡思乱想：患者对于客观环境中，周围人都证明没有的事情，其本人却凭空感觉到某种现象的出现。例如，当找不到自己的物品时，反复考虑"究竟被谁偷走了"或"是谁在捉弄自己"。

(7) 睡眠障碍：随着年龄的增加，往往出现较难进入熟睡状态或睡眠时间短的现象。认知障碍患者大脑萎缩，睡眠障碍更为明显，睡眠混乱，加剧恶化认知障碍。有时不能认知白天或晚上，时间颠倒，晚上不睡，白天嗜睡，难眠，睡眠中间醒来，早醒。

3. 连带行为症状的特点

(1) 攻击性言行，抵制介护：介护人员在对患者实施介护服务时，可能遭遇到对方抵制性的言行。介护员工需要理解，虽然患者在攻击性言行上是主动的，但其并非是无事生非地攻击他人，而只是被动地本能地保护自己。所以，在对存在此类情况的老年人进行介护时，需要以和善的语气提出建议。

(2) 污秽行为：例如，患者将大便抹向护理人员或墙面等，但并非故意玩弄，是当他们排便后得不到即时处理，感到不舒适，本能地去自己处理，但又不知道粘在手上的是何物，便想将手上的污物抹掉，这都是由疾病导致而出现此类不洁行为。

(3) 搜集癖：一般出现在核心症状发展到一定程度后，表现为对各类东西进行搜集的癖好，搜集物品类型因人而异，如花、小瓶饮料空罐、纸壳等。患者并非出于爱好或某种目的，而是遇到某种物品，立即产生条件反射。

(4) 异食症：患者经常将不能吃的东西放入嘴里或吃下去。患者并非因为饥饿，只是看到进入眼帘的某种东西，条件反射地放入口中。这种症状由侧额叶的异常变化引起。

(5) 大小便失禁：由于大脑变化，原本控制大小便的神经系统失控，从而导致失禁。患者轻重不同，疾病初期，可发生患者感觉到有便意后在去厕所的路上失禁。

(6) 昼夜颠倒：患者在白天一直处于昏昏沉沉的状态，但是到了傍晚以后，却异常活跃，这给夜班介护员工的工作带来了很大的负担。

四、轻度认知障碍

（一）轻度认知障碍介绍（表 10-6）

表 10-6　轻度认知障碍

英　语	mild cognitive impairment
定　义	介于正常与认知障碍之间的状态
症　状	有健忘症状，但不妨碍日常生活
进展性	每年有 10%～30% 进展至认知障碍（每年只有 1%～2% 正常人发生认知障碍）
现　状	• 2012 年，轻度认知障碍约达 400 万人 • 可发生从轻度认知障碍恢复到正常水平。有报道显示，日后轻度认知障碍恢复至正常水平的概率将达到 38.5%
治　疗	多数研究认为，现在的认知障碍治疗药物效果不佳。据资料显示，日本已有专家根据常年研究实践提出，在限定条件下，用食疗方法取得了良好效果

（二）轻度认知障碍的应对措施

日本 65 岁以上老年人中，每 4 位就有 1 位认知障碍患者（包括轻度认知障碍）。现阶段，仍没有临床证明治疗显著有效的药物。轻度认知障碍为认知障碍的临界阶段。因此，从预防角度出发，早期发现相关症状极为重要。由于轻度认知障碍的特征不明显，与正常忘事区别不大，很容易被忽视，因此家中若有此年龄段的老年人，家属应多了解相关知识，细心观察，如有疑问可去专业医院诊断，以期尽早发现，尽早治疗，采取相关措施，减缓进展或期待好转。

五、认知障碍患者的介护

（一）介护服务前介护员工的自我准备

认知障碍患者并非千篇一律地丧失所有功能和认知，只是不同患者的大脑在不同方面有不同程度的功能损伤，可表现为伴有记忆障碍者仍保持计算能力，失语患者表达不畅，或思维和理解能力尚存。因此，介护前不必过分紧张或担心，提供介护服务时，介护员工可进行自我调节，按一般社会常识进行对应即可。

1. **了解自己的特点** 每个人都有自己的性格特点，在为介护对象提供服务时，需要结合认知障碍患者的不同情况，调整自己的对应方式，取得互信关系，进行交流和介护。

2. **调整自己的情绪** 介护员工积极乐观或消极低沉的情绪，可引起介护对象不同的情绪反应，因此介护员工需调整自己的情绪状态。

3. **注意自己的身体状态** 介护员工要时刻保持自己的身心健康，以维持良好的情绪状态，从而精力旺盛地进行工作。

4. **注意自己的表情** 在介护对象面前，介护员工的表情会影响他们的情绪状态，所以需要调节自己的表情，为介护对象带来良好的心情，从而使其配合工作。

（二）实际介护的要点

1. **观察认知障碍患者的心情** 通过"早上好"等问候语打招呼，观察介护对象的心情很重要。根据对方的心情，考虑如何与其交流及进行服务。例如，有些失禁患者不愿让别人触摸自己，更换尿不湿时会反感，如果强行为其更换，可使对方产生恐惧和不信任，影响今后的服务配合。这种情况下，介护员工可根据对方心情，用语言技巧试探引导对方配合更换工作；或暂时放弃，等其心情转变后再来更换；或请另外的介护员工进行协助，有些认知障碍患者会因为某个介护员工的某方面言谈举止或长相与自己家中某个人物相似，而将其正向情感转移至这个介护员工身上，从而愿意接受服务。另外，要随时把握认知障碍患者的心情，注意观察其表情，并及时填写针对性的 24 小时心情观察记录。

2. **介护服务不要妨碍介护对象的行动**　例如，有些认知障碍患者的徘徊等行为有其目的，如果介护员工为了实施服务而强行打断，可导致患者反感或生气。因此，要注意观察及揣摩患者心理，予以理解。

3. **采用交流技巧**　对于认知障碍患者提出的不合时宜的要求，不要直接拒绝或解释，而是顺其自然地巧妙岔开话题，因为他们的有些言行仅是一时的突发奇想，过一会儿就会忘掉。介护员工要让患者感到被着想，才可使其配合工作。

4. **时常表达感谢之意**　经常把握合适的机会，自然地表达对患者配合介护工作的谢意。经常对患者进行表扬或感谢，会使其自尊心得到满足，从而使介护工作顺利进行。

5. **勿伤其自尊**　每个人都有自尊心，认知障碍患者常对自己身心功能减退、心有余而力不足的状态感到自卑。介护员工要时刻维护对方的自尊，否则，他们出于维护自己尊严的本能而采取暴力或自我封闭。

6. **习惯倾听**　对认知障碍患者的倾诉，介护员工需善于表现出洗耳恭听的姿态。在介护员工数量少、工作量大的现实背景下，如何做到既认真倾听，又不耽误工作，是业界普遍的难题。

7. **接受认知障碍患者的一切**　不管认知障碍患者如何急躁或语无伦次，介护员工都需要包容地接受。做到这一点的确很难，也正因如此，才更加说明设立专门针对认知障碍患者岗位的必要性。

8. **不指责**　例如，吃饭时，有些认知障碍患者不能区分自己与别人的食物，伸手去拿别人套餐内色彩鲜艳的水果等，如果介护员工阻止或斥责，心理活动敏感的患者可能因为自己的自尊心受到伤害而生气。这种情况下，正确的做法是，介护员工移动该患者自己的餐盘，并告知"这份食品是你的"。

9. **尊重他们的价值观**　老年认知障碍患者有自己的价值观，介护员工要尊重他们常年所具有的思想和生活方式。

（三）认知障碍患者入住养老机构的程序

认知障碍患者入住养老机构的程序见图 10-1。

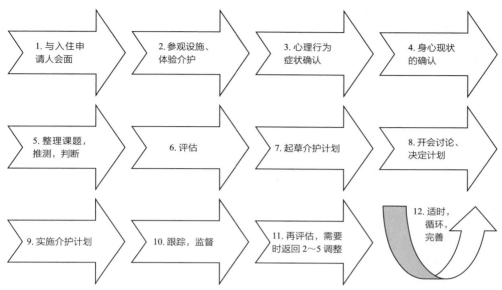

▲ 图 10-1　日本认知障碍患者入住养老机构的程序

六、认知障碍的预防

针对老龄化及认知障碍患者的增加，近年来，日本各地政府相关部门及疾病预防机构以市民为对象，积极开展预防认知障碍知识的宣传普及工作。其背景在于：①认知障碍的各类支出负担明显增加；②解除老年人对自己发生认知障碍的担心。

（一）预防原则

(1) 饮食习惯不偏食，营养均衡，多吃蔬菜水果，多吃鱼类等海产品。

(2) 保持适当运动，每周进行 3 天以上的有氧运动。

(3) 参加社会活动，增加与人交流。

(4) 培养参加智力活动的习惯，多阅读，多写作，参加游戏，欣赏博物馆、美术馆等，陶冶情操。

(5) 培养午休习惯（30 分钟之内），每天晒太阳（2 小时之内）。

（二）不同类型的预防措施

1. 阿尔茨海默病

(1) 年龄：医学界的共识为，阿尔茨海默病主要因素是来自年龄的增长。

(2) 性别差异：女性发病率高于男性。

(3)人种及地区差异：许多研究报道表明，日本及东亚各国的发病率低于欧美。另外，与美国白种人相比，日本人的发病率较低；而同样是黑种人，非洲比美国发病率低。

(4)家族病史：据统计，阿尔茨海默病患者亲属中的发病率较高，但进一步准确的结论有待继续观察确认。

(5)营养：含有不饱和脂肪酸与抗氧化成分的食物可减少阿尔茨海默病的发生。

(6)运动习惯：相比不爱运动的人，保持运动习惯的人发病率低。

(7)智力活动：研究显示，喜欢阅读、写作、打牌、游戏等趣味活动的人，发病率低。智力活动可强化发挥记忆功能的神经细胞网的形成，对人体健康有良好作用。

2.血管型认知障碍

(1)年龄：血管型认知障碍与年龄有一定关系。

(2)性别：男性比女性多。

(3)高血压：血管型认知障碍患者最危险的因素是中年开始的高血压，因此要控制饮食，调整盐分，避免饮酒、抽烟、运动不足等。

(4)脂质异常、糖尿病、肥胖：与高血压一起被称为代谢综合征，是主要的危险因素。

3.轻度认知障碍 以临近轻度认知障碍的人为对象，可用回想法、音乐法、健脑操疗法进行预防发展和促进康复。

七、日本政府对认知障碍采取的对策

（一）政府的施政措施

长期以来，日本政府重视老年人养老问题，针对认知障碍患者采取的对策特别明显（表10-7）。

（二）社会的关注及响应

以笔者所在的日本名古屋市为例，为了响应政府全民关爱认知障碍患者的号召，各相关公益性民间团体频繁而热心地宣传推广认知障碍教育，积极参与关爱活动，经常自发召集市民举办免费认知障碍培训班，请相关专家给大家上课，宣传认知障碍知识，内容包括：①对认知障碍的认识；②认知障碍的分类、特点、症状；③如何与认知障碍患者交流；④遇到认知障碍患者时如何帮助等。

为创建一个让认知障碍患者安心生活的社会环境，培训方会为每个参与培训活动的人（来自社会各个行业）发一个橘色橡胶手环（图10-2），可将其佩戴在手腕上，

表 10-7　日本政府对认知障碍采取的对策

时　间	施政名称	内　容
2000 年	介护保险法	• 针对认知障碍患者的特别服务，立法建立并规范"集体之家"养老机构 • 介护保险服务的介护对象数量，2000 年实施之初为 218 万人，到 2018 年已增至 644 万人，增长约 300% • 认知障碍患者为最大受益者，因为在享受介护保险服务的人群中，数量占第一位的是认知障碍患者
2004 年	"痴呆"的更名	将过去的"痴呆"改为现在的"认知障碍"，维护了患者的尊严，纠正了社会普遍的歧视，维护认知障碍患者在社会上与正常人平等的地位
2005 年	认知障碍支援培训开始	通过策划针对全社会普及培训的 90 分钟授课，增加市民对认知障碍基本知识的了解，增加对认知障碍老年人的理解和关怀
2014 年	2013 年 12 月在英国召开的"八国集团 (G8) 认知障碍峰会"的后续活动	• 时任日本首相指示厚生劳动大臣制订加速日本认知障碍患者对策，同时强调此对策不仅是厚生劳动省，整个政府所有部门都应给予积极支持与配合 • 时任厚生劳动省大臣在致辞中，就制订对策的基本构想说明：①构筑一个协调早期发现、早期治疗的医养结合有机体，根据认知障碍患者的病情，提供一个无缝对接循环体制；②面向构建方便认知障碍的老年人区域服务体系，作为横跨省厅（国家部委）的综合型战略；③站在认知障碍本人及亲属的角度，推出各项政策
2019 年	日本认知障碍官民协会	由行政、金融、交通、房地产、医疗福祉、各地学会、团体、地方政府相关部门等近 100 家组成，协会下设立工作组，具体对应处理当事者及亲属意见

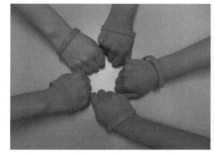 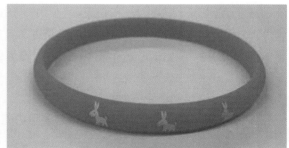

▲ 图 10-2　接受认知障碍知识培训后佩戴的标志

作为接受过培训及在社会上帮助认知障碍患者的标志。在小区、公园、医院等任何地方，他们会主动发现并帮助认知障碍患者解决困扰。政府期待所管辖区域的商场、学校、参观场所、车站、医院等地方都能看到佩戴橘色手环的志愿者，从而形成一个对认知障碍患者人人都关爱，处处有帮助的社会环境。

　　截至 2020 年 9 月 30 日，日本接受认知障碍培训的人数达到 12 773 939 人，约占日本人口的 10%，如果排除不能参加培训的老人、儿童，所占比例更高。

第 11 章　残障介护

一、关于残障者

在日本，随着介护范围的扩大、介护对象的增加，如何更好地为残障介护对象提供良好的服务已成为重大课题。为此，在介护专业学科中增加了关于残障者知识的内容，以期介护学科的学生在养老介护工作中能更好地为介护对象服务。

（一）残障者的定义

日本残障者基本法的定义为，患有身体障碍、智力障碍、精神障碍（包括发育障碍），以及在日常与社会生活中活动受限。按照残障福祉法规定，需要接受不同于普通服务等级的特殊服务人群，也称为介护对象。

"残疾者"中，有些人虽有残疾，但并非在日常生活及工作中因残疾受限而不能自理，他们可在无须时刻接受帮助的情况下实现日常自立。而残障者则因残疾造成在日常生活及工作中出现的障碍，不接受别人帮助就不能或很难实现自理及自立。两者存在区别。

（二）国际残损、残疾和残障分类与国际功能、残疾和健康分类

国际残损、残疾和残障分类（International Classification of Impairments Disabilities and Handicaps，ICIDH）与国际功能、残疾和健康分类（International Classification of Functioning Disability and Health，ICF）见表 11-1。

综上所述，简而言之，对 ICIDH 和 ICF 可做以下归纳。

1. ICIDH 早于 ICF，主张残障者对社会是负面的，对残障者采取否定的态度，伤害到残障者的自尊；ICF 对残障者是肯定的，主张残障者参与社会活动，表达出对残障者的尊重态度。

2. 相对于 1980 年 ICIDH，2001 年在 ICIDH 基础上修改的 ICF 理念备受普及，

表 11-1　ICIDH 与 ICF 的比较与联系

序　号	比较项目	ICIDH	ICF
1	英文名称	International Classification of Impairments Disabilities and Handicaps	International Classification of Functioning Disability and Health
2	联合国认定年代	1980 年	2001 年
3	分类重点	将疾病结果或残疾状态分为残损、残疾、残障 3 个不同水平	分类体系为健康状况（障碍或疾病）、身体功能和结构、活动、参与、环境因素、个人因素等方面 将人类生活功能分为 3 个层次 • 生物层次：身体功能和结构损伤 • 个人层次：活动（ADL、家务等） • 社会层次：参与（家庭及交友等关系）
4	对残障者的定位	否定、负面	肯定、中性或正面
5	具体内容	残损（病损）：各种原因导致的身体结构、外形、器官或系统生理、心理功能的异常	在身体功能、结构上出现损伤
		残疾（失能）：活动障碍，由于残损导致个人能力受限或缺乏，不能进行正常范围内或正常方式的活动	活动或活动受限，活动受限指个体进行活动时遇到困难
		残障：参与残障，是工作、学习、社交等社会活动、交往、适应能力的障碍	
6	活动		• 此处的活动，指个体单独完成动作，反应生理功能的状态 • 活动受限，指个体进行活动时，因人而异的个体差别遇到困难
7	社会不利	强调障碍者因生理功能缺陷及障碍，不能像正常人那样发挥作用，所以是对社会不利的	
8	参加	持否定态度	• 参与，指个体融入到一种生活情景中，代表功能的社会方面，至少有两个人参加。如参与家庭 ADL 的内容（如家务劳动、人际交往、身体力行的工作等）

（续表）

序 号	比较项目	ICIDH	ICF
8	参加	持否定态度	• 参与局限，指个体投入到生活情景之中可能经历的问题，个人身体结构损伤或功能障碍时，影响个人 ADL 活动与社会活动
9	目的	根据残疾统计数据，评价政策，加深理解残障者	提供健康及相关状况研究资料，确立健康状况及健康相关状况的用语
10	引导模式	异常发病→功能障碍→能力低下→社会负担	身心功能下降→启发参与→自主择定→重视尊严
11	ICIDH→ICF 的背景	ICF 比 ICIDH 在介护残障者理念上更具人文关怀，特别是 1981 年国际残疾人年期间，以残障者为主体，尊重其个体选择和决定的理念占多数。多数与会者认为，ICF 有利于消除对重视残障者心理负面影响的因素，鼓励残障者积极参与社会活动	
12	ICF 的意义	传统观念认为，身体功能的丧失及异常与参加社会活动相矛盾，而 ICF 表现出的鼓励残障者具备参与意识并给予其尊严的理念使矛盾趋向融合	

ICIDH. 国际残损、残疾和残障分类；ICF. 国际功能、残疾和健康分类；ADL. 日常生活活动能力

并在日本养老介护中得以推广。

（三）维护残障者权益的相关法规

为维护残障者权益，日本的一些法律法规做出了明确的规定，并由此确定了关于残障者的各类专用词汇，以下进行简述。

残障者基本法明确了"残障者"法的定义，以及针对残障者的"社会性障碍"。

1. **社会性障碍**　对于残障者而言，他们在从事日常生活或社会活动时，在社会环境中存在实务、制度、习惯、观念等方面的障碍。

2. **身体残障**　18 岁以上的残障者，已经取得都道府县等地方政府颁发的身体残障手册。

3. **精神残障**　根据精神保健及精神残障福祉法的定义，是指由具有精神分裂症，滥用酒精、镇静剂、大麻等刺激大脑的精神类药物或物品所导致的急性中毒或依赖，以及智力障碍、精神疾病患者。

4. **智力障碍**　2005 年日本厚生劳动省的定义为，18 岁以下少年儿童在智力发育中表现出来的，在没有某种程度外界帮助情况下就不能自理的日常生活状态。

5. **广泛发育障碍**　根据发育残障者支援法规定，是指有自闭症、Asperger 综合征、学习障碍、注意缺陷障碍及其他脑功能障碍，多在低年级时期就出现显著

症状，多为少年儿童。

6. 残障者综合支援法　一个针对涵盖各种类别残障者进行法律支援的综合体系。

7. 国民养老金法　该法规中，针对残障者有两个判断级别，残障者可根据相关规定，办理相应级别手续，以保证残障者按规定级别得到养老保障。

8. 促进残障者雇用法　一部旨在促进残障者雇用的法律。对民营、国有、行政单位，以及专门带有支援残障者自立性质的 A 型、B 型就职机构，规定了其雇用比例及奖惩规则。另外，为方便残障者就职，日本各地也为其设立专门学校及培训机构，积极开展对残障者的教育和培训。

9. 残障者数量　2018 年，日本厚生劳动省发布的"2016 年日本全国残障者统计报告"显示，持有身体残障者手册者为 436 万人，持有智力障碍者手册人群为 108.2 万人，持有精神障碍手册者有 392.4 万人，共计 936.6 万人，约占日本总人口的 8%。他们终将成为介护机构的服务对象，这对日本养老介护事业的财政支出是很大的负担。

（四）残障者福利的基本概念

1. 残障者及体弱老年人的身心正常化介护　发掘残障者社会作用的价值（见第 4 章），将残障者与普通人同等看待，给予同样的援助，维护其尊严，提供针对残障者为标准的教育。

2. 康复概念　康复并非仅指狭义的、对残障者已丧失功能的康复，还指消除围绕残障者出现的社会偏见、尊严伤害、原本应与正常人同样具有的各种权益受到损害、精神层面不平等问题，使他们得到全面恢复，并享受"正常人"的待遇。

3. 包容性教育　保障残障者平等接受教育。联合国《残疾人权利公约》强调多样化的尊重，提倡在承受范围内尽可能包容残障者，使其与普通人一起学习，帮助其参加正常教育，身心正常发育。

二、残障者的分类

残障者的医学分级为肢体障碍、智力障碍、精神障碍、广泛发育障碍等。

（一）肢体障碍

1. 视觉障碍　视觉障碍包括视力受损、视野受损、白内障、青光眼、视网膜色素变性、视神经萎缩、糖尿病视网膜病变等。后天视觉障碍者的心理问题包括对失明的恐惧、失明后的纠结、失明后努力适应生活的欲望等。在介护方面应注意：①引导介护对象使用盲杆、导盲犬、智能器具等，走最熟悉、安全的盲道，记住生活环境和自身周边物品的位置；②介护交流时，采用盲文、语言、录音等。

2. 听觉、语言障碍

(1) 听觉障碍：失聪或听力极弱。

传导性耳聋：外耳、鼓膜到中耳对声音的传导能力下降，出现了听力下降。

感觉神经性耳聋：内耳声音震动转换成电信号部分受到损伤。

混合性耳聋：同时具有传导性耳聋和感觉神经性耳聋。

随着医学科学的发展，传导性耳聋的治疗取得了很大程度的进步。目前，大多数患者属于感觉神经性耳聋或混合性耳聋。

听力损失：听力损失的患者通过助听器可以进行语言沟通。在比较安静的环境下，可以进行一对一的语言清晰沟通。介护员工需根据介护对象听力损失程度，适当控制说话声量。

后天听力障碍：患者于儿童期已经学会说话，后期因各种原因导致听力障碍。病情轻重不一，甚至可出现完全性耳聋。这一类患者通常口齿清晰，其他人容易理解患者语言，只是他们听不到别人的声音。介护员工与他们交流时，可通过文字、唇语、手语等方式。

重度听力障碍：重度听力障碍多为先天性，这类患者出生后由于听不到任何声音而从未接触过语言，也因此失去说话的能力。

(2) 语言障碍：发音及发声不明确，说话节奏不正常，语言表达不清或不明确。

听力障碍者的生活困难表现为：①不能通过听力获得信息；②与周围正常人交流及沟通困难；③鉴于听不到及无法正常交流，所以在日常生活中常处于被孤立的状态；④先天性聋（特别是 3 岁前）因语言障碍，与人交流困难，理解社会也相对很困难；⑤在受教育及就业方面机会有限，社会地位及经济状况不佳。

这一障碍不但会影响患者的人生观、价值观，还会影响到其交流方式与人际关系。由于他们缺乏顺畅的交流，只能通过助听器或手语翻译参与社会活动，因此会有强烈的孤独感。介护员工需要理解有听说障碍的患者。

3. 肢体障碍

日本残障福祉法规定，肢体障碍是指上肢、下肢、躯干的运动功能出现不可逆的障碍。造成障碍的原因一般为先天性和后天性。脑血管病变或外伤引起的脑损伤、脊髓损伤，以及肌肉、骨骼疾病造成的肌肉萎缩、关节活动受限、运动系统失衡等，都被认为肢体障碍。2011 年，日本卫生部门的统计资料显示，日本全国持有残障证的人约 386.4 万，约 17.1 万属于肢体障碍，约占 40%；其中 65 岁以上占 65%。

(1) 麻痹症的种类：具体如表 11-2 所示。

(2) 肢体障碍者心理：此类障碍者不能随心所欲地去做自己想做的事情，心理压力很大，常丧失自信。

(3) 介护要点：作为介护员工，不仅要考虑身体上的帮助，最重要且最难做到的是要与介护对象保持同感，即在心理上理解对方，把对方的苦恼当作自己的苦恼，设身处地地发掘出患者的欲望和潜力，提高患者自信。

表 11-2　麻痹症的种类

偏　瘫	左右单侧半身麻痹，多为脑损伤造成，还可存在发声、语言障碍
下肢瘫痪	两下肢瘫痪，多由脊髓损伤造成，据损伤严重程度，会伴有大小便不能自理等症状
四肢瘫	多由脑损伤及颈髓损伤造成，有些患者除了四肢，也会伴有躯干麻痹、排泄障碍、排汗困难、易呛食、营养障碍

4. 内脏功能障碍疾病（表 11-3）

表 11-3　内脏功能障碍疾病

心脏功能障碍	• 缺血性心脏病及心律不全发病时，容易出现抑郁症的并发症 • 如不注意饮食、运动、抽烟、喝酒的适量调节，容易出现孤立心态 • 多伴有高血压、糖尿病、脑血管疾病等其他老年病，极大影响生活质量，居家养老难以管理 • 住院频率高，入住时间长，容易出现认知障碍 • 在医养结合方面，医生、护士、营养师、药剂师、康复师等需要密切配合，以减少发病率
肾功能障碍	• 慢性肾病分为 $G_{1\sim5}$，G_5 为末期，最严重，属于尿毒症期，可危及生命 • 治疗方法包括肾移植（若成功，可与常人一样维持生命）、血液透析（每周 2～3 次，一旦开始，不可停止，恢复健康需要有制约条件）、腹膜透析（通过经常向腹腔内注射透析液，置换出体内水及废物） • 饮食：限制较多，可在允许范围内，适当使用调味料，做到营养均衡 • 活动：不能从事重体力劳动，可从事轻体力工作、进行适当的体育锻炼；伴有糖尿病的患者，为防止低血糖症状，外出时随身携带糖块 • 此类患者一旦出现感冒和划伤，不易恢复
呼吸功能障碍	• 氧气与二氧化碳在肺泡进行气体交换时出现障碍：①慢性阻塞性肺疾病或肺结核后遗症；②脑出血或脑梗死导致；③哮喘；④因神经或肌肉障碍造成呼吸困难。主要症状有呼吸困难、咳嗽、痰多等 • 治疗方法 　– 药物疗法 　– 居家氧气疗法：一般在闭塞性慢性肺炎等情况下，采用比室内空气中含氧量高的氧浓缩器、氧气瓶、液化氧装置，用鼻腔吸氧管维持生存

（续表）

呼吸功能障碍	– 切管：适用于通过鼻腔、喉头呼吸困难、肺部扩张弱的患者。切开气管，插入吸气管，维持正常呼吸。由于患者自身排痰困难，需要配合使用吸痰器 – 居家人工呼吸治疗：适用于自身呼吸困难的患者（包括切管与未切管），配置随身呼吸机。未切管患者需要鼻用防护罩，确保用鼻呼吸 • 患者心理：①因增加活动会加剧呼吸困难，或需使用呼吸器材的外出多有不便，往往会对外出产生不安和恐惧；②对未来生活失去信心，容易产生抑郁心理 • 介护 – 积极理解呼吸障碍者的心理状态 – 维持患者有效的呼吸，预防出现呼吸困难 – 洗澡：为防止氧气消耗增加，缩短洗浴时间 – 饮食：减少饮食量，少吃促进肠胀气的食物；咳痰多者，摄取鱼肉等优良蛋白，以及少油高热量食物和水分 – 活动：适量进行散步等轻体力活动 – 防止呼吸道感染：为防止感冒，要常戴口罩；外出避免人多场所；发现体质异常时，及时就医
膀胱、直肠功能障碍	• 除了先天性功能障碍，因后天性疾病和治疗改变排泄路径，出现肾脏、膀胱、尿道、肠道等各种造口症状。此时，需要做好导管、排泄袋、导尿管、人工肛门等介护管理 • 患者心理：排泄失控，失去尊严；需要时刻注意排便状况，对日常生活负面影响大；对于相关问题，出于羞耻不愿向人咨询；不愿去公共厕所 • 介护：在处理排便时，介护者不能表现出不悦，以免给患者造成屈辱感，甚至被曲解为虐待；在保证必要水分补充的基础上，避免过多饮水；洗澡时，注意切勿弄掉各类导管，观察造口处是否红肿发炎，减少肥皂刺激；肠瘘患者肠道较短，食量小，为其提供易于吸收的食品，适当补充膳食纤维以防止便秘；活动时，切勿挤压瘘袋
肝功能障碍	• 源于丙型肝炎、乙型肝炎、酒精性肝炎、药物性肝炎 • 感染途径：输血、血液制剂、透析、针刺、文身、产子、性生活等 • HCV 携带者一般无症状，多在查体时查出，有些慢性肝炎经过 20 年出现肝硬化；HBV 一般通过性生活感染 • 患者心理：不愿声张，害怕遭到回避；担心感染家属；担心演变为肝硬化 • 介护中产生的针剂、药棉、呕吐物、渗出物单独处理

HCV. 丙型肝炎病毒；HBV. 乙型肝炎病毒

（二）智力障碍

1. 智力障碍者的症状 对抽象的时间、空间、数量、沟通交流、因果关系、属性等模糊不清，存在认知障碍；短期记忆受到限制。

在国际疾病分类中，根据智能测试，可分为轻度（IQ69～50）（可自理）、中度（IQ49～35）（可基本自理）、重度（IQ34～20）（部分自理）、最重度（IQ19以下）（不能自理）。智力指数（IQ）= 精神年龄（MA）/ 生活年龄（CA）× 100。面对智力障碍者，最重要的不是他们能干什么，而是社会怎么看待他们，能为他们做什么。

2. 产生智力障碍的原因

(1) 生物医学原因：染色体异常。此外，还包括代谢异常、分娩外伤、营养不足、脑膜炎等。

(2) 社会原因：贫困、产妇营养不良、妊娠期自我保护不当等。

(3) 行为原因：孕妇用药、抽烟、喝酒等。

(4) 教育原因：接受教育受阻。

3. 对智力障碍者的介护

(1) 要对介护对象有客观、正确的认识，尊重患者特质和人格，提高患者的自尊、自信及生活质量。

(2) 帮助介护对象参加社会活动，实现符合他们的人生价值。站在介护对象立场，反复尝试摸索他们的喜好，引导并辅助他们参与社会活动，使其内心充实愉快。

（三）精神障碍

1. 精神障碍的类别

(1) 精神分裂症：①幻觉、幻想，语无伦次的言行，兴奋（属于阳性症状）；②感情麻木，思考力差，欲望及行动力低下（阴性症状）；③记忆、作业能力减退，注意力降低（认知功能障碍）；④抑郁、绝望，极端时产生自杀想法（抑郁不安）；⑤容易反复发作。治疗方法包括药物缓解，以及来自家庭和社会的心理教育、康复支援。

(2) 抑郁症：情绪低落，动作迟缓，容易疲劳，食欲缺乏，失眠头痛，性格反常，心躁亢奋，不休不眠。多采取药物、家庭、精神疗法。

(3) 酒精依赖症：长年累月嗜酒，精神和身体上存在酒精依赖，造成了日常生活和健康方面的问题。若突然停止饮酒，则全身颤抖，进入谵妄状态。出现意识障碍，行为错觉，没有目的，注意力无法集中，幻听、幻觉，妄想。可通过住院及服用戒酒药治疗。

2. 精神障碍的介护　不要否定患者，理解并接纳对方的痛苦，据情况委婉地告知事实真相，以纠正幻觉。尊重（不歧视）对方，建立信任关系。当患者严重不安、症状恶化或复发时，遵医嘱给予药物。

（四）广泛发育障碍

Asperger 综合征是神经发展障碍的一种，一般被认为是没有影响智商的自闭症。

1. 症状

(1) 社会性障碍：对自己专注的事情以外的任何事情都视而不见，被呼唤无应答，心中没有别人的意识。

(2) 交流沟通障碍：天生说话慢，甚至不说话或说话不成句，无法与人沟通。

(3) 想象力障碍：对某些特定范畴会特别执着，不厌其烦地反复做同一件事情。

(4) 其他障碍：因中枢神经障碍，他们较反应迟缓，在读书、书写、计算方面能力较差，社会适应性、情绪控制能力也有困难，还具有注意力差、多动症、冲动型障碍特点。

2. 病因 Asperger 综合征的发病率为 0.7%，男性发病率约为女性的 10 倍。目前尚未清楚病因，可与遗传基因、生物化学、妊娠期和分娩时出现的问题有关。

3. 介护 由于患者一次性接受理解能力有限，尽量每次只给予一个信息。设法引导患者观察周围环境，减少对患者声音、色彩的刺激，使其关注有利的目标。因其缺乏时间感知，对于无法理解预定的情况时，可将何时、何地、何事以图示形式让其理解。因其对习惯外突发事情容易不知所措，或对于规律性程序的变化产生抵抗，应尽量一切按预定时间和事件进行，避免变更，偶遇调整时，要事先说明。在介护时，尽量固定已熟悉的介护员工。考虑到他们排斥自己专注事情以外的刺激，为排除妨碍其顺利生活的因素，减少杂音、光色、气味等环境刺激。发掘发育性障碍者的潜在需求。针对其与人对话困难或说话语意不明，要因人而异，指定引导训练方案。尽管患者很难理解别人的感情，或与别人协作活动困难，也应设法发掘他们潜在的可能性。

（五）其他各类疾病

1. 范围 此处涉及原因不明、无有效治疗方法、病情不断进展恶化导致严重障碍或后遗症的疾病。患者需要常年不断治疗，日常生活行为下降，经常需要进行精神、心理疏导，只有急性发作或危机时住院，病情稳定后无法长期住院，需要回到家庭或到社区生活，时刻需要全面介护，介护负担过重，产生经济和社会问题。

2. 疾病特征及介护（表 11-4）

(1) 患者心理（表 11-5）

初期：多数患者会不安和怀疑，去很多医院检查核实确诊，这种心理会影响情绪稳定。

表 11-4 疾病特征及介护

种类名称	症 状	介 护
脊髓小脑变性症	运动失调，语言、眼球运动、自主神经、排尿等方面障碍，血压低，易跌倒	运动训练，ADL 帮助，交流训练，倾听安抚
多发性硬化症	发热，头痛，恶心，呕吐，疼痛，视力、行走、感觉、排泄等障碍，疼痛痉挛	70% 治疗后复发，进行药物管理，注意症状变化，安抚焦躁
肌萎缩侧索硬化	全身肌肉萎缩，语言、吞咽、行走发生障碍，卧床不起，呼吸困难，不影响智力和感觉	住院治疗，强化交流改善，使用人工呼吸机
亚急性脊髓视神经病	深度知觉障碍，麻木，痢疾，视力障碍	从药物中毒角度讨论心理帮助，提高生命质量，消除不安，探索人生价值
帕金森病	运动障碍，颤抖，突然冲动，姿势失衡等	运动平衡康复训练，精神安抚，药物
白塞综合征	口腔黏膜溃疡，视力低下，皮肤结节红斑，中枢神经病变，血管症状病变	用药，消除精神压力，避免过冷过寒，外伤，避免精神压力
全身性红斑狼疮	全身性炎症疾病，出现肾炎、神经症状、光线过敏、浆膜炎、心膜炎、胸膜炎、蝴蝶斑狼疮、免疫异常、雷诺现象（间歇苍白发作，寒冷，情绪不稳定）	服用类固醇防止感染，静养，防止紫外线，避免过劳及精神压力
结节病/肉瘤病	全身肉芽性疾病，胸部淋巴肿胀，呼吸困难，胸痛，视力低下，视觉雾化，眼疼，皮肤结节性红斑，面部神经麻木，肝功能障碍，黄疸，心肌功能障碍，软弱无力	预后良好；只有淋巴结肿胀症状时，2 年内自然缓解；有心肌及眼睛障碍情况，预后不佳；注意感染综合征
溃疡性结肠炎	黏膜受侵，发生溃疡及糜烂，慢性痢疾，便血，发热，腹痛，食欲缺乏，体重减少	静养，全身症状严重时可禁食和静脉营养，避免精神压力和过劳
克罗恩病	痢疾，腹痛，发热，浑身无力，营养不良，关节炎，结节性红斑，葡萄膜炎	使用类固醇，防止感染，精神安抚
恶性类风湿关节炎	血管炎，心肌炎，多发性神经炎，皮下结节，关节肿胀，关节变形，疼痛	使用类固醇，保温，摄取消化营养均衡的食物，防止感染，炎症控制住后，进行技能训练，使用辅助器具

ADL. 日常生活活动能力

中期：随着病情的进展，自理能力越发困难；沟通交流障碍妨碍患者意愿、感情的表达。介护员工应站在患者立场，寻找代替表达的方法，必要时可代替患者表达。

临终期：本人及家属都希望获得有尊严的抢救，期待采用缓和痛苦的医疗处置，需要主治医生、医护人员、介护员工提供优质关怀。

表 11-5 　其他疾病患者的心理过程

否认焦躁期	否认自己，否认得病。由于情感的动摇，容易对周围发怒，常常产生焦躁不安
迷惑期	经历漫长的疗养，自感悲观，将希望寄托于神佛，听天由命
抑郁期	得不到神佛的保佑，陷入抑郁状态。失去生存意义，流露出绝望和等死的言行。继而，期待别人对自己的痛苦产生理解和共鸣。积极听取周围建议，期待得到帮助
接受期	伴随病情进展，自感濒临生命终结，对死亡充满不安，恐惧与家属告别。重新考虑，自我肯定（自我否定），最终接受现实，考虑临终事宜

(2) 介护：介护员工要倾听患者的倾诉，对他们的痛苦表现出同情和共鸣，帮助他们生活上的困难和真正的需求，以此与其建立信任关系。

确保专业医疗，寻找专门医院和专科医生，确保日常医生与专科医生协调，加强日常介护员工、护士、日常医生、专科医生的配合。当不在一个工作场所时，应发挥职能通讯的优势进行协调。强化对患者经济、社会、家庭日常等方面的照护。帮助患者参加社会活动，丰富其精神生活，提高生活质量。

三、与残障者家属的沟通关照

（一）取得家属理解并接受残障者的一切

在有患者的家庭，一般都以照顾患者为生活重心。因此，政府将"减轻患者家属负担，帮助家属回归社会工作并实现其自我价值"提到议事日程。介护员工要考虑与患者家属沟通合作，共同影响患者，帮助其采取积极的生活态度。为此，介护员工（多为登门介护）要做到：①了解患者家属的思想并沟通协调，以最恰当的方式帮助该家庭照料好残障者；②理解患者的经济状况、生活环境、心理状况；③将患者家属纳入患者康复照护团队，共同组成一个专业的介护团队。

（二）减轻家属照护的负担

1. 围绕家庭的社会环境问题

(1) 改善及调节硬件社会生活环境：相对于介护公共服务提供的良好环境，一般家庭住宅内的地面门框的高度差、厕所和浴室的各种不便因素，极大影响了患者的移动和生活，所以，除了考虑到家庭是否有稳定的经济收入来源、住所保障，还要积极为患者提供外出利用社会公共健身资源的环境。

(2) 柔和的社会环境：患者多担心周围的人对自己有偏见而不愿外出。除了引导他们外出活动以外，还要设法让他们到非营利性老年活动中心与同类病情的患者及其家属交流，鼓励他们组成互相帮助小组，通过交流经验、聊天，达到安抚情绪、提高生活质量的目的。

2. **支援患者家庭的短休服务制度**　短休服务（respite service）制度源于欧美（美国、加拿大、英国）。家属长期照顾患者，身心疲惫，不利于健康，也影响介护质量，容易产生一系列问题。对此，如果家属向相关部门申请得到认可，将由介护员工代替家属提供介护服务，以替换出家属，使其能够放松休息一段时间，待家属恢复后，再移交介护角色。日本自 1991 年开始研究引入此制度，一般由有日托所和小规模多功能短期入住两种形式予以对应。

第 12 章　日本介护教育培训

一、日本介护员工现状

（一）介护员工数量逐年增加

自 2000 年日本介护保险法实施后，持有介护相关证书的介护员工人数、介护对象及服务质量都在增加。如表 12-1 所示，截至 2015 年，介护员工数量在 15 年内约增加了 3 倍。

表 12-1　2000—2015 年日本介护员工人数比较

时间（年）	2000	2004	2007	2010	2013	2015
介护员工数量（万人）	218	348	435	469	533	608

（二）养老机构介护员工构成

1. **就业性质**　养老机构员工由正式员工及非正式的合同工、小时工构成。正式员工占比为 58.4%，各类非正式员工占比为 40.6%。现在，日本非正式员工逐年增多，其原因与日本社会大背景有关。首先，进入 21 世纪后，日本企业为减少经营成本尽量减少正式员工占比，开始大量吸纳临时工；其次，日本年轻人为追求自我价值，不愿受正式员工的约束，而选择可根据自己的情况自由选择出勤日的临时工的工作方式；最后，家庭主妇加入临时工行列，在不耽误家务的情况下，自由选择工作时间段。由此，自 1945 年后日本最值得骄傲的终生雇用制基本瓦解。

2. **性别及年龄构成**　由表 12-2 可看出，养老机构员工的年龄构成中，男性以 20—50 岁为主，女性以 30—60 岁为主。原本养老工作现场基本以女性为主，但近年来，由于各种原因，男性（特别是年轻男性）逐渐增多。而他们的加入受到了介护现场的欢迎，因为很多对女性来说有些吃力的工作可以被男性分担，特

表 12-2　日本厚生劳动省统计的介护员工性别及年龄构成

年龄（岁）	< 20	20—29	30—39	40—49	50—59	60—64	65—69	> 70
男性（%）	1.4	27.6	33.3	18.4	9.2	4	3.3	1.2
女性（%）	1	14	19.7	25.1	22.5	8.8	5.1	1.7

别是在介护肥胖老年人的洗澡、移动搀扶等用力的服务中，男性发挥了作用。

（三）对介护员工的需求

1. 有效招聘率与失业率　日本厚生劳动省的统计数据（表 12-3）显示，介护行业与非介护行业相比，有效招聘率较高。预计至 2025 年，介护员工缺口 253 万人，预计可就业 215.2 万人，需求缺口 37.7 万人。

表 12-3　介护行业失业率与招聘率的变化轨迹

时间（年）	失业率（%）			有效招聘率（%）		
	2004	2009	2016	2004	2009	2016
介护行业	4.7	5.1	3.1	1.1	1.48	3.02
非介护行业				0.8	1.48	0.44

引自日本厚生劳动省公开的统计数据

2. 解决介护员工不足的措施　日本介护现场的介护员工流动性特别大，常年来呈现出人员不稳定现象。为稳定就业人员，业界费劲了心思。表 12-4 为稳定介护员工队伍，减少辞职的举措。

表 12-4　减少辞职的举措

项　目	定　位	措施内容
号召参与	广招人才	广泛宣传介护工作的乐趣、专业的深度与广度
		加强与专业学校及亲属沟通，号召年轻人加入介护岗位
		促进各地义工互动，鼓励其参加介护事业
		通过网络平台宣传，促进各行业介入
		密切与各地就业相关部门的协作

（续表）

项　目	定　位	措施内容
改善就业环境及待遇	设计晋级渠道	调整考取介护福祉士资格所必备的资格培训时间，使之灵活、宽松，便于更多人学习
		为已经离职的介护福祉士开设登录制度[a]，为再就业提供方便
		推进介护人才晋级资质渠道建设
	稳定在岗待遇	提高介护员工的月工资，在现有基础上，折合人民币每月约增加800元
		对介护教育培训企业进行认证、评价，鼓励其多培养人才
		采用传帮带制度，为新员工解疑答惑，消除心理压力
		在养老机构内设置育儿所，为有婴儿的员工提供方便
		推广智能机器人及信息通讯技术在养老机构的应用，更新器械减轻工作强度
		调整介护福祉员工退休待遇，稳定员工岗位
培养和提拔	鼓励晋级资质	调整介护福祉士资质制度，以期增加福祉士人数
		对于介护福祉士就职率高的机构，给予奖励政策
		支持养老机构在管理、医疗护理、认知障碍知识等方面的研修培训
	任人唯贤，人尽其才	充分发挥个人潜能，有效搭配团队，对人才委以重任
		修改介护福祉士培训教材，强化岗位培训
引进国外劳力	实施特定技能签证	在之前执行的外国人技能实习生制度[b]基础上，2019年经日本国会通过，正式启动特定技能签证制度。外国人经过介护基础教育、日语4级两项考试合格者，可直接与养老机构签署雇用合同，与日本人同工同酬。外国人考取了介护福祉士资格后，可申请取得永住签证，并且其后择业不予限制，以期缓解介护服务人手不足问题。该制度与外国人技能实习生相比，减少了内外中介的繁杂手续，降低了接受企业的成本，增加了外国人劳动者在日本工作的收入

a. 登录制度：2017年4月1日制订，目的是掌握介护资格人才动向，引导他们尽早就职于介护工作，以缓解介护现场人员不足的问题。所有具备"介护福祉士""实务者研修""初任者"资格的人都可登录，无性别年龄限制

b. 外国人技能实习生制度：2016年11月，日本政府通过接受外国劳动力来补充国内劳动力不足而采取的入境管理制度（在国内普遍统称为出国劳务）。该制度规定的诸多工种中包括介护服务

二、日本介护现场的人才资质及晋级制度

随着介护对象的日益剧增，不仅介护员工需求量大增，提高介护服务水平也迫在眉睫。为此，日本厚生劳动省研讨并通过了进一步提升介护员工业务水平及资质

的晋级制度（图 12-1），使介护员工有努力的方向和目标。同时，期待资质晋级制度与收入挂钩，以便留住人才。

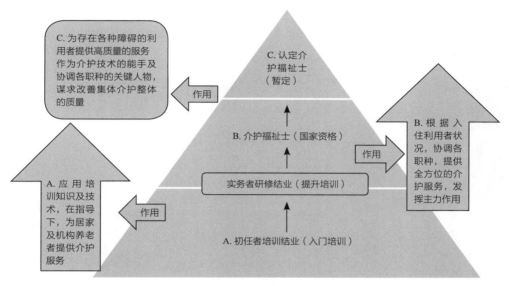

▲ 图 12-1　日本介护人才资质晋级制度

介护人才资质及晋级内容序列如表 12-5 所示。

表 12-5　介护人才资格及晋级序列

序　号	资格名称	资格定位	该资格相应职责内容	取得资格说明	合格率或难度
1	初任者（上岗培训）	行业最初级研修资格	一线主力人员，了解介护基本知识、介护对象，特别是认知障碍患者的心理状态，按指示工作	培训教材分理论与实操上下两册，由政府审批的培训企业发证	学完测验合格后发结业证，无须资质考试
2	实务者	报考国家介护福祉士资格考试的条件	协助介护福祉士从事介护服务（如喂饭、照顾大小便、洗澡、移动等）、生活援助（如配膳、洗衣等），指导基层一线员工	• 学完 450 小时研修课程 • 修完初任者课程的可学 320 课时，考试前进行 6 天集中研修，吸痰研修 10 天	政府审批的培训企业发证即可

（续表）

序 号	资格名称	资格定位	该资格相应职责内容	取得资格说明	合格率或难度
3	介护福祉士	国家专业资格	• 介护服务 • 自主生活咨询，负责对介护对象及家属进行生活自理指导 • 社会志愿活动	由日本厚生劳动省认可机构实施教育，考试每年1次。参考资格满足以下3项中的1项即可： • 2年介护专业学校毕业 • 有3年介护现场实操经验的实务者 • 有介护课程的职业高中毕业生	近年来合格率平均达72%（有逐年上升趋势）
4	认定介护福祉士	非国家考试的民间研修资格	具备医疗、康复、老年用具、居住环境、认知障碍、心理、社会志愿等综合知识，可胜任介护岗位5～10名员工班组长；介护服务管理岗位，负责服务质量、养老介护管理及指导	认定介护福祉士Ⅰ类研修345小时，认定介护福祉士Ⅱ类研修255小时	培训结业审批发证。每5年一次研修更新

三、介护人才资质及晋级培训

（一）初任者

初任者为日本介护行业资质及晋级制度中最低级别。在政府批准的培训机构学完规定课程，颁发介护初任者结业证书，全国认可此资格。原则上，日本养老机构招收员工以此为主要条件，但因各养老机构处于缺人状态，有些机构也不得不招收没有此资格证的员工，再鼓励他们参加介护初任者培训。

1. **初任者研修教材**　2013年初，日本中央法规编制出版的《介护员工初任者研修》上下册初任者研修教材结合现行修改的规定而编制。该培训内容为进入养老照护岗位的入门基础知识。初任者培训课程理论课80小时，实操课50小时（表12-6）。

2. **初任者培训达到的目标**　通过对《介护员工初任者研修》上下册的学习，掌握以下11项内容。

(1) 掌握介护服务所需的最基本知识。

(2) 理解在介护实操时依据正确知识评估结果及适当应用介护技术的必要性。

表 12-6 初任者培训课程

序　号	原定标准科目	课　时
1	介护岗位	6
2	利用者的自尊及自立	9
3	介护基础及理念	6
4	介护福祉服务的理解与医养结合	9
5	介护岗位的交流技巧	6
6	老年人特点及关注点	6
7	关于认知障碍	6
8	关于残障者	3
9	身心构造及生活支援技术	75
10	总结及考试	4
共计课时		130

(3) 了解帮助介护对象提高自理能力，为预防并推迟老化程度加剧发挥被介护者潜在能力的重要性。

(4) 了解为了使介护对象尽可能在熟悉的环境生活，有必要掌握他们每个人的实际状况。

(5) 理解介护员工为何要站在介护对象角度考虑问题。重要的是，理解介护对象的价值观、生活观，并对其产生同理心。

(6) 理解与其他岗位合作的必要性，以达成综合、有计划地为介护对象提供服务的目的。

(7) 理解"以介护对象为中心"的服务宗旨，团队及每个人都要尽其所能，做好分内工作的重要性。

(8) 掌握与介护对象及家属、不同岗位同事间圆满沟通的技巧。

(9) 了解正确做好记录和记述的重要性。

(10) 了解尊重人权的基本观念和职业伦理。

(11) 理解有关介护的社会保障制度、政策、服务流程的概况。

（二）实务者

实务者就职于养老机构，是从事日常介护服务的员工，虽然没有取得介护福祉士资格，但已经具备了介护服务的实际经验，为取得介护福祉士资格，需要按照规定，在业余时间参加非脱产的相关培训。

1. **研修科目及课时** 比初任者的研修内容更深入，要掌握的知识和技能更广，是养老机构在职人员取得介护福祉士的必经之路，研修课时为 450 小时（表 12-7）。

表 12-7　实务者培训课程

序　号	实务者研修标准科目	课　时
1	老年人尊严与自立	5
2	对社会的认知（1）	5
3	对社会的认知（2）	30
4	介护基础（1）	10
5	介护基础（2）	20
6	沟通技巧	20
7	生活支援技术（1）	20
8	生活支援技术（2）	30
9	介护过程（1）	20
10	介护过程（2）	25
11	介护过程（3）（函授生）	45
12	发育与衰老的认知（1）	10
13	发育与衰老的认知（2）	20
14	认知障碍（1）	10
15	认知障碍（2）	20
16	残障者基础（1）	10
17	残障者基础（2）	20
18	生理及心理基础（1）	20
19	生理及心理基础（2）	60
20	医疗介护	50
	共计课时	450

根据 2020 年的规定，接受 450 课时的培训后，才有资格参加介护福祉士考试。由于在职培训者都具备 3 年及以上的工作经验，国家免除实操考试，只进行书面考试。

2. **实务者培训费用**　为报考介护福祉士资格者，必须经过实务者培训，培训费由各培训机构根据规定，在一定范围内各有不同（表 12-8）。

表 12-8　实务者培训参考费用

报名时的资质	培训费（折合人民币，含税及教材）
具备初任者研修结业证	5400 元
2 级介护助理（旧体制）	
无资格	6500 元
1 级介护助理（旧体制）	3300 元

（三）介护福祉士

由日本厚生劳动省认可的机构实施教育，考试每年举行 1 次。

1. **现状**　截至 2019 年，介护福祉士是日本介护行业中唯一的国家级资格考试，考取此资格的福祉士具有专业程度的介护知识和技术，社会认可度及信任度较高，就职及调换工作很受欢迎，在介护岗位上有相应的补贴。其教育课程统一化、系统化，紧紧围绕着介护福祉士的要求。在此前提下，教材可由学校在国家规定范围内选择。

2. **考取介护福祉士资格的途径**　由于该资格必须经国家统考合格才能取得，其参加考试资格也并非任何人都可申请，参加考试的资格必须具备以下三项之一。

(1) 实务者报考介护福祉士的条件（图 12-2）：①3 年以上介护服务实操经验；②完成 450 小时培训（修完初任者课程时，课时可放宽至 320 小时）；③养老机构工作经验证明。

(2) 专科学校报考介护福祉士的条件（图 12-3）：①指普通高中毕业后，考入 2 年制（或 2 年以上）介护福祉专科学校（类似国内中专）的毕业生；②福祉系大学，社会福祉士教育机构毕业后，经过 1 年介护福祉培训的毕业生。

最初，考入此类专门学校经过 2 年的专业学习，考试合格，准予毕业者不经过国家考试可直接取得国家介护福祉士资格。2016 年，社会福祉士及介护福祉士法修

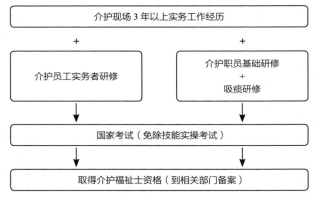

▲ 图 12-2　实务者报考介护福祉士的条件

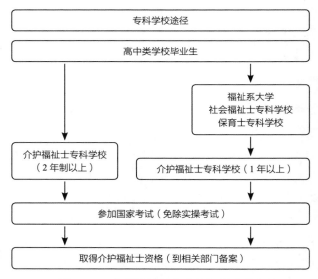

▲ 图 12-3　专科学校报考介护福祉士的条件

改后规定，介护福祉士资格必须经过考试方可取得。然而，2016—2020 年的 5 年间，由于介护岗位人手不足，为鼓励更多的人从事介护服务，日本再次对于 2016—2026 年专业学校毕业者资格进行了修订，对未参加考试或考试不合格者毕业后 5 年暂时承认其介护福祉士资格。此后，若要继续保持介护福祉士的资格，需要在 5 年内考试合格，或者连续在介护岗位服务至少 5 年。预估该修订条款需等介护对象急剧减少、介护员工满足需要后，才能恢复考试合格的制度。

(3) 福祉类职业高中报考介护福祉士的条件（图 12-4）：① 2009 年后入学，使用

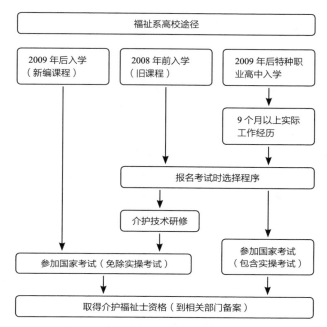

▲ 图 12-4 福祉类职业高中报考介护福祉士的条件

新科目教材，修满 1800 学时的毕业生；② 2008 年前入学，使用旧版教材（没有学过介护技术人员要参加国家考试中的实操考试）；③日本文部省及厚生劳动省指定的特种职业高中毕业生，具备 9 个月（135 天）以上工作经验（没学过介护实操技术人员要在国家考试中加考）。

关于考取介护福祉士资格的 3 个途径，将会随着日本介护行业的供需变化适时调整，有意者需要关注相关规定的变化。考试合格后，在规定期间内会收到介护福祉士登录证，旧版与新版介护福祉证书如图 12-5 所示。

在日本，国家考试合格公布后必须进行介护福祉士资格管理登记，否则不予生效。

（四）认定介护福祉士

为介护福祉士的升级资格，2015 年 12 月由民间机构运营开始认定及认证。虽然认证时间不长，但行业内的人气却与日俱增。其需要具备医疗、康复、老年用具、居住环境、认知障碍、心理、社会志愿等方面的综合知识。

设立资质的意义：①作为一线介护工作的部门负责人，领导 5～10 名员工，发挥指导、教育、做好介护服务，提高介护服务质量的任务；②协调医生、护士、康复师，在社区医养结合养老事业中发挥作用；③在市、区、镇开展的养老事业中，

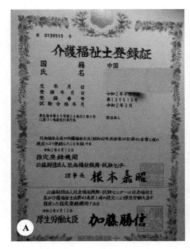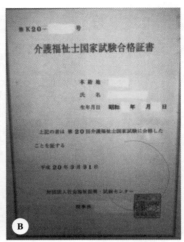

▲ 图 12-5　介护福祉士证书样本

A. 2020 年最新版介护福祉士登录证；B. 2008 年介护福祉士国家试验合格证书

参与义工、养老院、与介护对象家属沟通、提高介护技术等方面发挥作用。

1. 取得认定介护福祉士所需条件　①在养老机构从事介护工作 7 年以上；②具有介护福祉士资格，工作满 5 年以上；③有担任班组长的经验；④不仅要在正规培训机构培训满 600 小时，还要满足 1 年内参加各种科目的培训。

2. 资格证书　由介护福祉会等相关团体机构负责培训，并评判其合格才可获得资格证书。

第13章 介护福祉器具

一、福祉器具的作用

2000 年，日本介护保险实施后，不仅养老机构得到迅猛发展，福祉器具的研发与应用也如雨后初笋般地发展起来。福祉器的作用为：①减少人力介护时给介护对象带来的不舒适感；②提高了介护安全度，让老年人更安心；③适老玩具慰藉了介护对象的寂寞心情；④对介护对象身体功能康复起了积极作用，增强其回归社会的信心；⑤减轻介护员工的体力劳动，减少介护员工流失，缓解介护人手不足问题；⑥工作效率提高，成本减少；⑦既促进养老制造业的发展，又带动相关联行业的发展。

二、福祉器具类别

（一）辅助器具

辅助器具是指为补偿残障者身体的损伤、欠缺及功能下降，作为代替身体一部分的手段所使用的器具类型，它包括手足义肢、坐姿保持器、盲杖、眼镜、盲文用具、助听器、人工喉头、轮椅、助步器、喉部保护帽、尿袋和拐杖等。

（二）日常生活介护用具的种类

1. 床与周围用具 同构造、不同功能的床为介护对象日常生活提供了方便，不同结构的床垫可使介护对象的腿部更舒适，而床边自动翻身电动按钮可实现高低调节，避免麻烦他人（图 13-1）。

2. 拐杖 属于行走辅助器具，其作用为：①辅助支撑身体体重及负荷；②帮助身体保持平衡；③改善行走的耐久性。不同形状、高度、功能的拐杖适合有不同需求的介护对象，确保其安全行走，自如平稳。

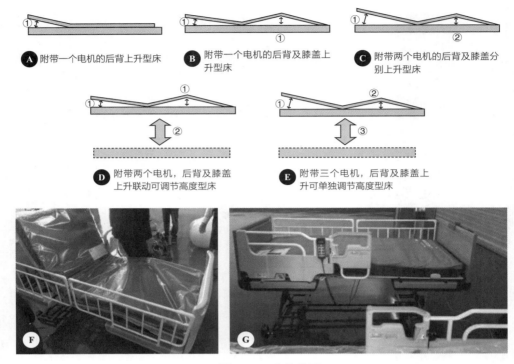

A 附带一个电机的后背上升型床

B 附带一个电机的后背及膝盖上升型床

C 附带两个电机的后背及膝盖分别上升型床

D 附带两个电机，后背及膝盖上升联动可调节高度型床

E 附带三个电机，后背及膝盖上升可单独调节高度型床

F

G

▲ 图 13-1　床的类型

(1) 拐杖长度：①起点为地平面足外侧 15cm 处，至点为肘关节屈曲 30° 时手掌面处的高度，拐杖的长度为两者间的距离；②地平面至胯骨的距离；③上臂自然下垂时，地平面至尺骨茎突部的距离。

(2) 拐杖的种类：①前腕固定型杖，多为轻金属材质，多支点分散力量，可稳固上肢；②T 型杖，避免重量集中于手握部位，分散重量；③多点支撑杖，3～4 个分点腿，支撑面广，稳定性好；④步行器型，稳定性好，重症康复用；⑤固定型松叶型拐杖，重症者腋窝下用，支撑身体。

3. 便器

(1) 固定坐便器：指房屋建造时已经定位的坐便，带手臂支撑台面的介护坐便可防止跌倒（图 13-2A），也可为升降式（图 13-2B）。

(2) 移动坐便器：多用于患者床边或随时携带。全塑料型可移动简易坐便（图 13-2C 和 D）；临时固定型多用于床边久放，左右及前方皆有扶手（图 13-2E）；冲水型多置于久病者床边，通过管道连接马桶，排出室外，也可随时倒掉冲洗（图 13-2F）。

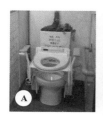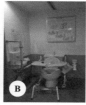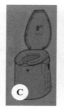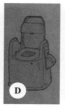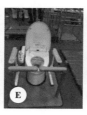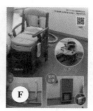

▲ 图 13-2　各类坐便器

4. 日常生活中的方便小物件

(1) 扣衣扣工具(图 13-3A)：为单手麻痹萎缩不能发挥功能的患者设计。使用时，用健侧手拿工具，从扣眼伸入，套住扣子，回抽即可将衣扣扣好。

(2) 站立型袜子（图 13-3B）：专为单手麻痹萎缩不能发挥功能患者设计。所用材料及形状可使袜子自然直立挺住，形成立体状态，患者穿袜子时，直接将脚伸入袜子，用健侧手（非麻痹侧手）提起袜子后部专门设计的提拉部位，即可穿好。

(3) 专用筷子和勺子（图 13-3C）：专为手部麻痹萎缩者设计，勺柄采用橡胶类有摩擦力防滑的材料，便于使用时不打滑；勺头呈弯曲状，便于短距离及快捷地送入嘴中。筷子采用弹片结构并将两只筷子连为一体，方便手麻痹者不掉筷子。开发此类餐具的目的，不仅可帮助患者发掘潜在能力，方便介护对象自理餐饮，更是为了锻炼手的功能，以防因不用而更加退化。

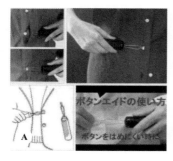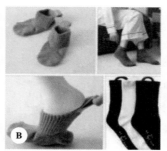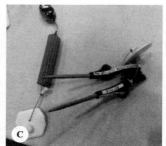

▲ 图 13-3　方便小物件

（三）智能器具

智能化适老用具主要用于移动、行走、排泄、认知障碍监控、洗浴、无人监控等方面。

1. 移动类　此类应用器械及综合工程技术的产品极大减轻了照顾老年人的负担。

(1) 半自动行走机（图 13-4A）：为有一定自理能力的介护对象独自移动而设计，介护对象趴在半自动行走机上，双手握住左右柄，即可移动。

(2) 自动代步机（图 13-4B）：为症状较重的介护对象移动所设计，需要护理人员操作，可用于如厕前后起坐，方便、省力、安全。

(3) 半自动上下楼载人推车（图 13-4C）：将原来由多人抬老年人上下楼，变为一个人轻松推老年人上下楼。

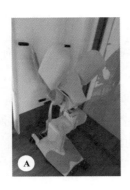 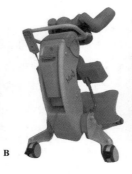 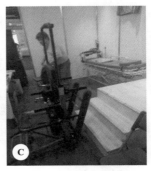

▲ 图 13-4　各种移动器具

2. **吊装移动类**　移动类吊具由安装在室内天花板上的导轨与吊具构成。它将单元房内各个房间连成一条畅通的导轨线路，设有转向转盘，方便转向及通往目的地。可根据室内实际情况或成本设计，也可分房间做导轨。

(1) 可升降的吊具箱（图 13-5A）：吊钩上方的吊带可通过遥控实现吊起座椅（图 13-5B，蓝色吊装座椅）的上下升降。

(2) 房间内交叉导轨（图 13-5B）：上方导轨来自其他房间，圆盘处为转向转盘，通向浴盆，通过吊具方便介护对象进出浴盆。

(3) 房间内单独导轨（图 13-5C）：为床与书桌之间的移动装置。

(4) 厨房吊具（图 13-5D）：有一定自理能力的介护对象，可不需要他人帮助，实现自己操作，自由来往于各个房间。

(5) 他人移动吊具（图 13-5E）：需要他人帮助实现移动，以此实现介护对象上下床的需求。

3. **省力装置**

(1) 搬运物品的省力装置：多通过气体、机械、机器人等原理实现省力效果。原本无法搬起的重量，通过穿戴智能类省力装置（图 13-6），可轻松搬动原本搬不动的重量。

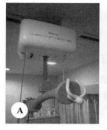
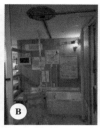
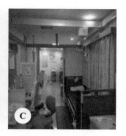
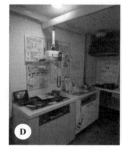
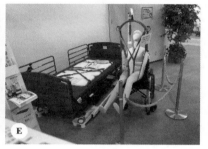
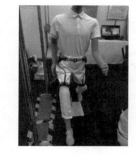

▲ 图 13-5　单元房内吊具　　　　　　　　▲ 图 13-6　智能省力装置

(2) 助步器：适用于脑卒中偏瘫后腿脚迈不动步的患者。该装置通过扎在腰上的智能装置控制，帮助的下肢较为轻松地迈步。

4. 智能床

(1) 智能监控床：此类系统体现了短小精悍且轻薄智能的设计理念，它的构成包括检测系统、网络传输、床上方安装的感知器，可随时捕捉卧床者的动态。以电脑、平板、手机作为显示屏幕，通过 APP 即时观察卧床者的一举一动的变化。当卧床者下床或离开监视区域时，会通过显示在监视器屏幕上的颜色变化，告知介护员工立刻采取相应的措施（图 13-7）。

(2) 多功能智能床：卧床者可直接遥控多功能床（图 13-8A），实现以下 3 种功能。

预防呛食：可由卧姿调整到舒适角度的坐姿、吃饭状态，以免平躺进食后呛食。

避免左右倾倒：在坐姿状态时，可遥控背部床板向身体合拢，使身体不会向左右两边倾倒，尤其对坐立不稳者而言，方便其在坐姿状态下看书、吃饭、喝水等。

翻身：向左或向右翻身可通过遥控实现，尤其是夜晚设置定时翻身，省去人工操作，减轻介护员工负担。以此减少卧床者发生压疮，以及减轻久卧不适感。同时在翻转时，器械没有噪音，不影响同房间内其他人休息。

该智能床还可通过卧床者操作遥控，调节位置和状态（图 13-8B），实现床边坐

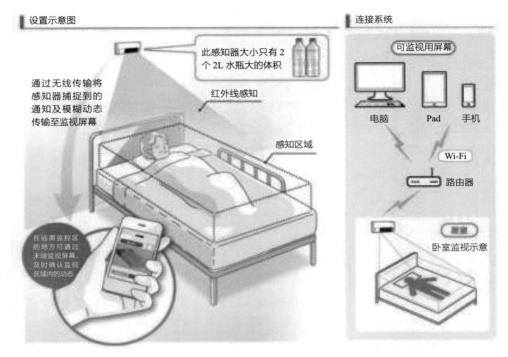

设置示意图

此感知器大小只有 2 个 2L 水瓶大的体积

通过无线传输将感知器捕捉到的通知及模糊动态传输至监视屏幕

红外线感知

感知区域

在远离监控区的地方可通过末端监视屏幕，及时确认监视区域内的动态

连接系统

可监视用屏幕

电脑　Pad　手机

Wi-Fi

路由器

卧室监视示意

▲ 图 13-7　养老机构内检测系统

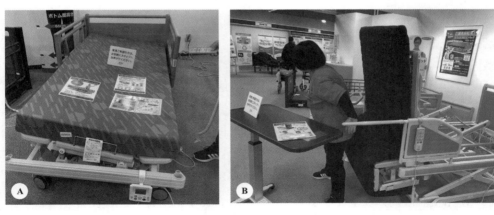

▲ 图 13-8　多功能智能床

立，在床边台桌吃饭、阅读，以及站立行走等。

　　5. 助浴设备　为介护对象洗澡是一项重体力活，在移动过程中及洗澡过程中容易出现滑到、摔倒等安全方面的事故。洗澡用的组合设备（图 6-12）的问世，缓解了介护员工体力消耗、发生安全事故这两个问题。

如图 13-9A 所示，蓝色垫子为滑垫，使用了能减少摩擦力、增大滑动的材料。其作用是当需要移动无自理能力的重症介护对象时，先将其侧翻，将此垫塞入身下 1/3～1/2 的位置，利用此垫的滑动，将介护对象轻松移动至所需位置，可避免原有介护员工抬抱移动介护对象的方式，既省力又安全，同时还避免了介护对象的不适感。

如图 13-9B 所示，其为一组配套洗澡设备。为介护对象洗澡前，垫上滑垫，将介护对象移至中转台架车，然后再将中转台架车移至浴盆边，通过对接浴盆上的导轨，将介护对象平推入浴缸接受架。该浴盆的设计一切以让介护对象舒适入浴为原则，该类浴盆被设计成接受架台不动，介护对象通过浴盆盆体升降完成出入浴盆，再通过电脑操作盘完成洗浴过程。这样介护对象从床上被平推至接受架再到完成洗浴，最后被推回床铺，始终保持平行移动，减少了翻来覆去的过程，避免了介护对象的不安全感和不舒适。此类浴盆最适用于自理能力差的重症人群，不但避免了不安全行为，更减轻了介护员工的劳动强度，增加了工作效率。

如图 13-9C 和 D 所示，坐姿入浴盆式设备为能坐立的介护对象洗澡而设计。在日本，大部分固定浴盆的设计都只能坐入，其可避免仰躺姿势时头部滑动歪入水中而窒息。尽管其不如仰躺浴盆舒适，但相对安全。此外，图 13-9C 底端带轮子的门拉开，内部呈现出轮椅式样，将可移动的浴盆门推到介护对象床前，介护对象坐上后直接被推入浴盆，即可进行洗浴。该浴盆设计得严丝合缝、滴水不漏，适合具有部分自理能力的介护对象使用。图 13-9D 为外置式浴盆，设计成本比其他几种低。使用时，先将红色洗澡椅子挂在浴盆端部导轨上，将介护对象带到浴室后，让其坐在红色洗浴用椅子上，在椅子下方拉出平放腿脚的支架，然后将红色椅子推入浴盆位置，再将椅子落至底部，就可以开始洗澡了。洗浴结束后，按相反程序操作返回。

6. 智能宠物　图 13-10 展示了为寂寞的老年人开发的智能宠物，宠物体内装有感应器及干电池。外形使用仿真兽毛，当被抚摸不同部位（头、脖子、腰、

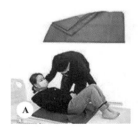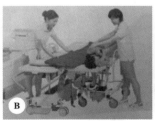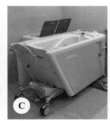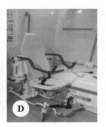

▲ 图 13-9　入浴盆
A 和 B. 坐姿入浴盆式设备；C 和 D. 平推入浴盆式成套设备

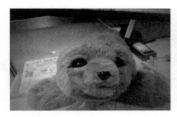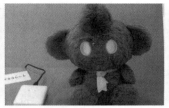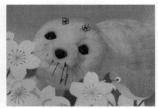

▲ 图 13-10　智能宠物

身、肚子等）时，会发出不同的声音，听起来舒心可爱。同时，智能宠物会眨眼、闭目、抬头、伸脚，表情变化丰富。由于在仿真、发声、触感、表情等各方面都栩栩如生，给人以真切感，对介护对象（特别是认知障碍患者）能起到安慰的作用。

　　以触摸宠物猫为例，猫在被反复轻微地爱抚不同部位时，会舒适地闭上眼睛或发出各种悦耳的声音，真正实现了提高介护对象生活质量的目的。

　　综上所述，通过科学、认真、严格地执行各项介护养老规章制度，使用各类适老器具，在给介护现场带来方便的同时，也体现了日本推崇的养老理念，从而为日本老年人提供安全、科学的介护服务，让日本成为了"世界第一长寿之国"。

拓展阅读

[1] 介护福祉士培训讲座编辑委员会 . 介护基本 I（第 3 版）. 东京 . 中央法规出版株式会社 .2018.

[2] 黒泽贞夫，石桥真二，是枝洋子 等 . 介護職員初任者テキスト（第 1 卷）. 东京 . 中央法规出版株式会社 .2017.

[3] 培养介护福祉士讲座编辑委员会 . 社会と制度の理解（第 6 版）. 东京 . 中央法规出版株式会 .2018.

[4] 高室成幸 . 身近な人を介護施設に預けるお金がわかる本（第 2 版）. 東京 . 株式会社自由国民社 .2018.

[5] 尾渡順子 . 介護で使える言葉がけ（第 1 版）. 東京 . 株式会社滋慶出版 .2017.

[6] 介护福祉士培训讲座编辑委员会 . 介护基本 II（第 4 版）. 东京 . 中央法规出版株式会社 .2018.

[7] 介护福祉士培训讲座编辑委员会 . 認知症の理解（第 3 版）. 东京 . 中央法规出版株式会社 .2018.

[8] 介护福祉士培训讲座编辑委员会 . 発達と老化の理解 . 东京 . 中央法规出版株式会 .2019.

[9] INOU. 介護保険のきほんとしくみ .socym Co.Ltd.2019.

[10] 太田差惠子 . 高齢者施設 . 株式会社翔泳社 .2019.

[11] 田中大悟 . 介護施設での生活相談員の仕事 . 株式会社ナツメ社 .2017.

[12] 認知症介護実践研修テキスト編集委員会 . 認知症介護実践研修テキスト . 中央法規株式会社 .2022.

[13] 認知症介護研究・研修センター . 認知症介護実践者研修標準テキスト . 認知症介護研究・研修センター . 2021.

[14] 介護福祉養成講座編集委員会 . 生活支援技術 I . 中央法規株式会社 .2018.

[15] 介護福祉養成講座編集委員会 . 生活支援技術 II . 中央法規株式会社 .2018.

[16] 介護福祉士養成講座編集委員会 . 生活支援技術 III . 中央法規株式会社 .2017.

[17] 澤村誠志 . リハビリテーション論 . 株式会社メジカルフレンド社 .2019.

[18] 介護福祉士養成講座編集委員会 . 介護過程 . 中央法規株式会社 .2018.

[19] 介護福祉養成講座編集委員会 . 障碍者の理解 . 中央法規株式会社 .2018.

[20] 介護福祉士養成講座編集委員会 . こころとからだのしくみ . 中央法規株式会社 .2017.

[21] 介護福祉養成講座編集委員会 . 医療的ケア . 中央法規株式会社 .2018.

[22] 介護福祉養成講座編集委員会 . 人間の理解 . 中央法規株式会社 .2018.

[23] 黒澤貞夫・石橋真二・是枝紗祥子・上原千壽子・白井孝子 . 介護職員初任者研修テキスト 2. 中央法規出版株式会社 .2017.

[24] 介护福祉士培训讲座编辑委员会 . 介护基本 II（第 3 版）. 东京 . 中央法规出版株式会社 .2018.

[25] 介護福祉士養成講座編集委員会 . コミュニケーション技術 . 中央法規株式会社 .2017.

[26] 介護福祉士養成講座編集委員会 . 高齢者に対する支援と介護保険制度 . 中央法規株式会社 . 2019.

[27] 社会福祉士養成講座編集委員会 . こころとからだのしくみ . 中央法規株式会社 .2019.

[28] 介護職員関係養成研修テキスト作成委員会 . 人間と社会・介護 1 . 一般社団法人長寿社会開発センター .2021.

[29] 介護職員関係養成研修テキスト作成委員会 . 人間と社会・介護 2. 一般社団法人長寿社会開発センター .2021.

[30] 介護職員関係養成研修テキスト作成委員会 . こころとからだのしくみ . 一般社団法人 . 長寿社会開発センター .2021.